10-MINUTEN-Yoga

gegen Alltagswehwehchen

28 einfache Übungen gegen Rückenschmerzen, Müdigkeit & Co.

Inhaltsverzeichnis

Wichtiger Hinweis

Konsultiere bei gesundheitlichen Problemen, vorhandenen Verletzungen oder einer Schwangerschaft deinen Arzt, bevor du mit einem Übungsprogramm beginnst. Falls während des Trainings Schmerzen auftreten, solltest du das Training abbrechen und ebenfalls erst mit einem Arzt Rücksprache halten, bevor du weitertrainierst. Überfordere dich nicht, passe dein Training deiner persönlichen körperlichen Verfassung an. Die Ausführung der Übungen ersetzt nicht die Konsultation eines Arztes.

Dieses Buch wurde nach dem aktuellen Wissensstand sorgfältig erarbeitet. Dennoch erfolgen alle Angaben ohne Gewähr. Autor, Producer und Verlag haften nicht für eventuelle Nachteile und Schäden, die aus den im Buch gezeigten Übungen und genannten Ratschlägen resultieren.

Kristin Peschutter ist studierte Germanistin und Philosophin, Studienrätin, Autorin, Dozentin und ganzheitlicher Coach für Yoga und Ernährung. Sie ist Jury- & Organisationsmitglied des Preises der Heidelberger Autor:innen. Mehr über die Autorin erfährst du hier: kristinpeschutter.net

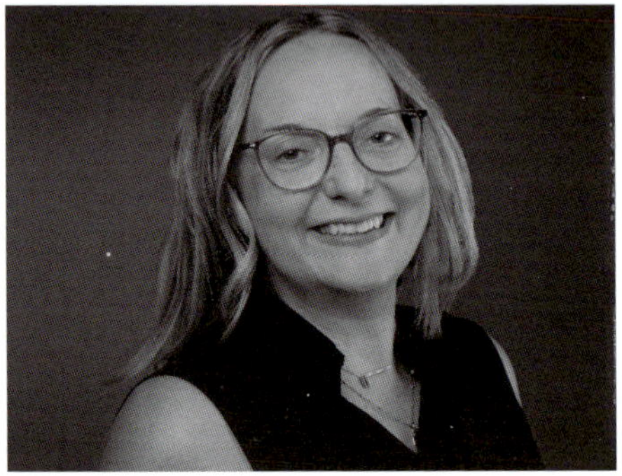

Danksagung

Ich danke dem Naumann und Göbel Verlag für die Chance, dieses Buch zu schreiben. Ganz besonders danke ich der Redakteurin Beeke Janson für die vertrauensvolle Zusammenarbeit und dem Fotografen Jörn Wolter für die tollen Yogafotos sowie Sarah Arnold für die Darstellung der Übungen und Melanie Krötz für die Satzarbeit.

Meinen beiden Töchtern wie auch meinen Schüler:innen danke ich, dass sie mich jeden Tag Neues lehren und ich gemeinsam mit ihnen wachsen darf. Ich bin stolz auf euch.

Dir als Leser:in und Yogapraktizierende:r danke ich für dein Vertrauen in mich. Ich hoffe, dich ein Stück deines Weges begleiten zu dürfen. Die Verbindung mit uns selbst führt uns zu unserer Verbindung miteinander. Gemeinsam machen wir diese Welt ein Stück lebenswerter.

Namasté

Deine Kristin

Nachweise

Übungstexte: Kristin Peschutter

Fotos: Jörn Wolter, wolterfoto.de (alle Übungsfotos), Nico Rademacher, studio visuell photography (Autorenporträt S. 96); stock.adobe.com: © fizkes (S. 28), © interstid (S. 52), © New Africa (S. 10), © Prostock-studio (S. 75), © sebra (S. 63), © Syda Productions (S. 45), © vasanty (S. 3), © WavebreakmediaMicro (S. 84)

Darstellung Übungen: Sarah Arnold

Redaktion: Beeke Janson

Satz: Melanie Krötz

Einleitung

Yoga hilft! Die Wirksamkeit von Yoga ist ebenso wie der positive Einfluss von Meditation bei Stress wissenschaftlich belegt. So wirkt Yoga nicht nur gegen z. B. Rücken- und Kopfschmerzen, sondern eine regelmäßige Praxis sorgt unter anderem auch für guten Schlaf und dient als Stimmungsaufheller. Yoga wird daher auch als Beruhigung des Geistes durch atemgelenkte Bewegung bezeichnet.

Ich habe selbst nach jahrelangen Rücken- und Kopfschmerzen erfahren, wie meine Yogapraxis, später Yogaausbildungen bis inzwischen Weitergabe des Yoga als Dozentin mir stetig dabei half, zu meiner Heilung und meinem körperlichen und seelischen Gleichgewicht beizutragen.

In diesem Buch möchte ich auch dich ermuntern, aktiv zu deiner Gesundheit beizutragen. Mit kleinen Yoga-Flows gegen klassische Alltagsbeschwerden, die sich in nur etwa zehn Minuten in deinen Tag integrieren lassen. Im farbigen Balken am unteren Seitenrand wird jeweils zu Beginn eines Flows dessen Wirkung erläutert. So findest du schnell die passende Übung gegen dein „Wehwehchen".

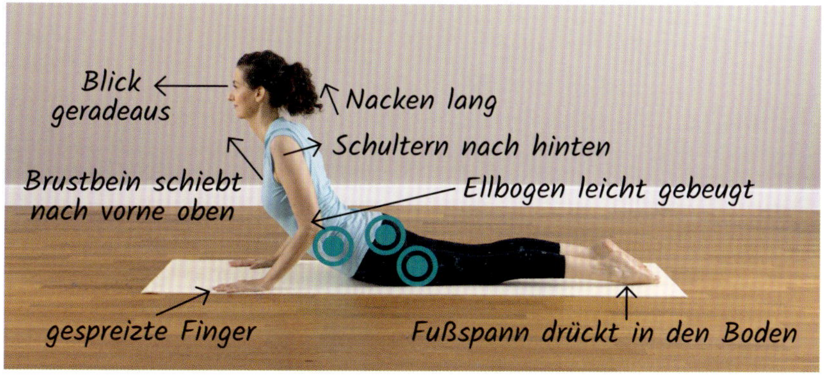

Hinweise zur Ausführung

Was dir die Fotos zeigen

Auf den Übungsfotos findest du außer der Darstellung der Übung zusätzlich **Pfeile** mit **Hinweisen** zu Haltung und Ausführung. Außerdem zeigt dir der **Punkt mit dem Kreis** an, wo es besonders wichtig ist, auf deine Körperspannung zu achten, um Haltungsfehler und Verletzungen zu vermeiden. Im Beispiel links etwa soll die Kraft nicht allein aus den Armen kommen, sondern Bauch-, Po- und Beinmuskeln sollen mithelfen.

Achtsame Routine

Die Flows im Buch sind für akute Fälle gedacht, aber sie helfen auch präventiv. Richte dir möglichst eine kurze Morgen- oder Abendroutine ein. Regelmäßige (auch kurze) Praxis hilft am besten, kleineren Schmerzen und größeren Verspannungen vorzubeugen. Sehr wichtig dabei: Sei achtsam mit deinem Körper und spüre nach, wo sich etwas nicht gut anfühlt. **Sobald du Schmerzen verspürst, gehe bitte aus der Übung hinaus!** Nutze die Tipps für Unterstützung bei den Posen durch Decken, Kissen etc.

Füße im Boden verankern

Wichtig ist es, in jeder Standposition auf einen stabilen Stand zu achten, um Knie- und Hüftprobleme sowie Fußprobleme wie Senk-, Hohl-, Spreizfuß zu vermeiden.

7. Lass deinen Atem fließen, ohne ihn zu beobachten.
8. Lenke deinen Atem nun an unterschiedliche Stellen deines Körpers. Stelle dir vor, dein Atem fließt durch deine Füße in dich hinein, gelangt über deine Beine und Oberschenkel in deinen Becken- und Bauchraum, fließt um dein Herz herum, verteilt neue Lebensenergie und strömt durch deinen Kopf oder deine Arme und Finger wieder aus dir hinaus.
9. Lenke deinen Atem bewusst an Stellen, die sich etwas verengt anfühlen oder schmerzen. Gib alle Anspannung ab. Wiederhole in deinem Rhythmus 3-5-mal.
10. Kehre aus der Meditation zurück. Spüre deine Matte unter dir, nimm deinen Raum wahr. Bringe wieder Leben in deine Füße und Hände. Strecke dich und mache dich ganz lang. Mache die Bewegung, die dir guttut.
11. Drehe dich auf eine Seite deiner Wahl und kuschle dich noch einmal kurz ein. Spüre nach. Was hat sich verändert?
12. Komm in deinem Tempo über eine Seite nach oben. Nimm deine Verbundenheit mit dir selbst und deine neu gefundene innere Stärke mit in deinen Alltag.

→ *Variante für Schritt 9:* Spanne alternativ einatmend alle Muskeln an, mache ein Zitronengesicht, halte kurz deine Atempause und gib mit herausgestreckter Zunge und geweiteten Augen ausatmend alle Anspannung wieder ab. Wiederhole in deinem Rhythmus 3-5-mal.

Abschluss deiner Yoga-Praxis

1. Verankere dich in einem bequemen Schneidersitz. Zieh deine Sitzbeinhöcker mit den Händen heraus, überprüfe, ob das Becken gut geerdet ist, richte deine Wirbelsäule auf und spüre in dich hinein.
2. Wenn du magst, nimm ein Motto für dich auf, z. B.: „Ich bin gelassen und stark."
3. Führe die Hände vor dem Herzen zusammen. Dann verneige dich leicht nach vorn und führe dabei die Hände zur Stirn. Schenke dir ein Lächeln und sei stolz, dass du dir heute Zeit für dich selbst genommen hast.

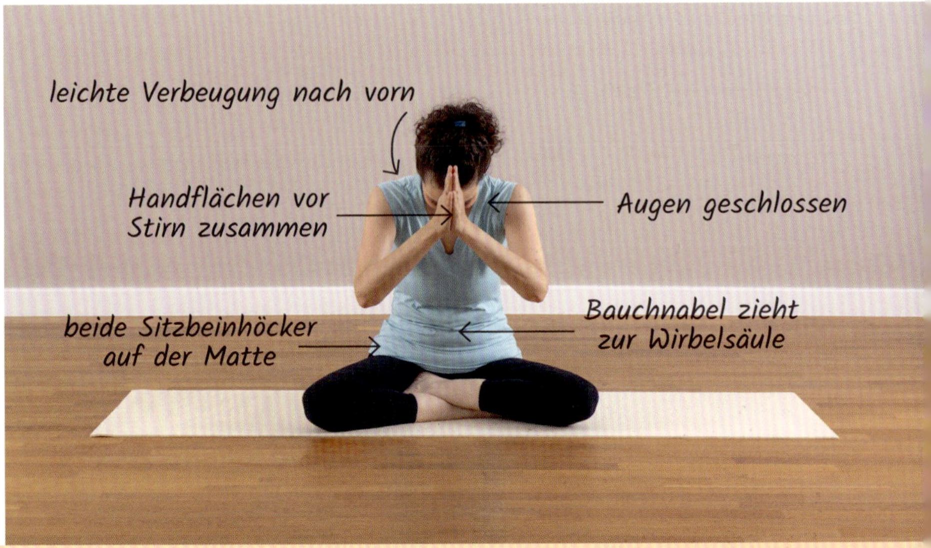

So stehst du fest im Boden verankert: Setze im aufrechten Stand deine Füße hüftbreit auseinander. Verlagere dein Gewicht auf dein linkes Bein, hebe den rechten Fuß hoch, setze ihn zunächst auf die Ferse, rolle anschließend die längere Fußinnenkante von der Ferse zum großen Zeh ab und setze die Zehen möglichst einzeln vom großen Zeh zum kleinen Zeh auf. Spüre den Unterschied in der Bodenhaftung und wiederhole auf der anderen Seite.

Praktiziere diese bewusste Verankerung deiner Füße idealerweise bei jeder Standposition am Anfang deiner Matte (z. B. Bergposition, (halbe) Vorbeuge, Baum, Stuhl, Kriegerpositionen).

Hände im Boden verankern

Um Verletzungen an den Handgelenken zu vermeiden, ist es wichtig, die Hände richtig auf den Boden zu bringen, damit das Gewicht, z. B. beim Herabschauenden Hund, gut verteilt werden kann.

So verankerst du deine Hände fest am Boden: Verlagere im Vierfüßlerstand das Gewicht zunächst auf die linke Hand. Hebe die rechte Hand mit gespreizten Fingern vom Boden ab und spüre deinen Handballen, welchen du nun bewusst und stabil auf dem Boden ablegst. Lege dann jeden gespreizten Finger einzeln vom Daumen bis zum kleinen Finger auf dem Boden ab. Dein Gewicht verteilt sich auf Handballen, Daumen-, Mittelfingerspitze und kleiner Fingerspitze. Wie bei deinem Fuß entsteht hier ein kleines Quergewölbe. Stell dir dafür vor, ein Luftzug zieht zwischen Boden und Hand hindurch und du stützt dich auf die vier genannten Triggerpunkte. Spüre die Stabilität dieser Verankerung bei aktivierten Finger- und Armmuskeln. Wiederhole auf der anderen Seite.

Praktiziere diese bewusste Verankerung deiner Hände bei jeder Übung, bei der dein Gewicht (teilweise) auf den Händen ruht, z. B. beim Vierfüßlerstand, beim Brett oder beim Hund.

Aktivierung der Becken- und Bauchmuskulatur

Um Verletzungen der Rückenmuskulatur und der Bandscheiben vorzubeugen, ist es notwendig, Beckenboden und Bauch bei nahezu jeder Übung anzuspannen.

So aktivierst du diese Muskeln: Komm in den stabilen, aufrechten Stand. Spüre deinen Beckenboden, indem du einatmend das Schambein Richtung Bauchnabel ziehst. Stell dir vor, du ziehst dir eine enge Hose an und machst den Reißverschluss zu. Gleichzeitig ziehst du auch deinen Bauchnabel nach innen und spannst dadurch deinen Bauch an. Halte kurz an und lass ausamtend wieder los. Besonders wichtig ist das Anspannen deiner Becken- und Bauchmuskulatur, bevor du in eine vor- oder rückbeugende Übung gehst. Nur damit schützt du deine Bänder und Muskeln, z. B. die deiner Lendenwirbelsäule und Bandscheiben.

Tipp: Bei einigen Übungen im Buch empfehle ich dir das Abstützen auf einem Yogablock. Das sind kleine Blöcke aus Kork oder festem Kunststoff. Du bekommst sie im Fachhandel, Internet oder auch gut und günstig gebraucht, z. B. über Flohmarkt-Apps. Alternativ tut es meist ein dickes Buch.

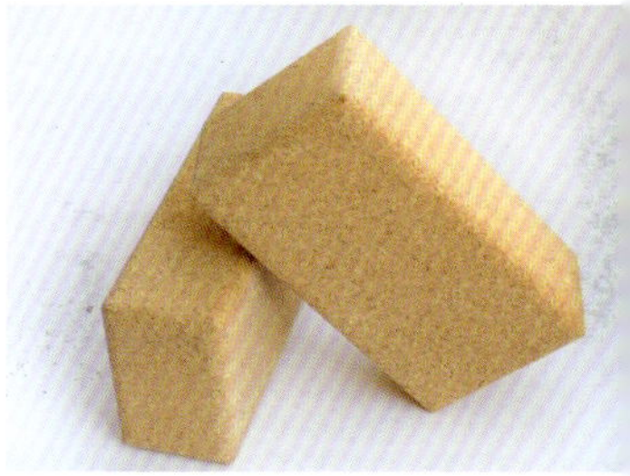

Ich hoffe, ich kann dir mit diesem Buch zu einem besseren, schmerzfreieren Körpergefühl verhelfen und dir neben positiver Energie ein Lächeln auf deine Lippen zaubern. Sag den Wehwehchen Lebwohl und sei stolz auf dich und darauf, dass du gut für dich sorgst.

Namasté,

Deine Kristin

8. Wechsele nun einmal die Seite. Atme über die rechte Hand ein bis zu deinem Herzen und gib den Atem dann über deine linke Hand wieder ab. Nimm dir auch hier ein paar Momente Zeit. Verinnerliche dir nochmal kurz dein gewähltes Mantra.

9. Lass deinen Lichtball dann langsam wieder ziehen und komm in deinem Tempo in deinen Körper zurück.

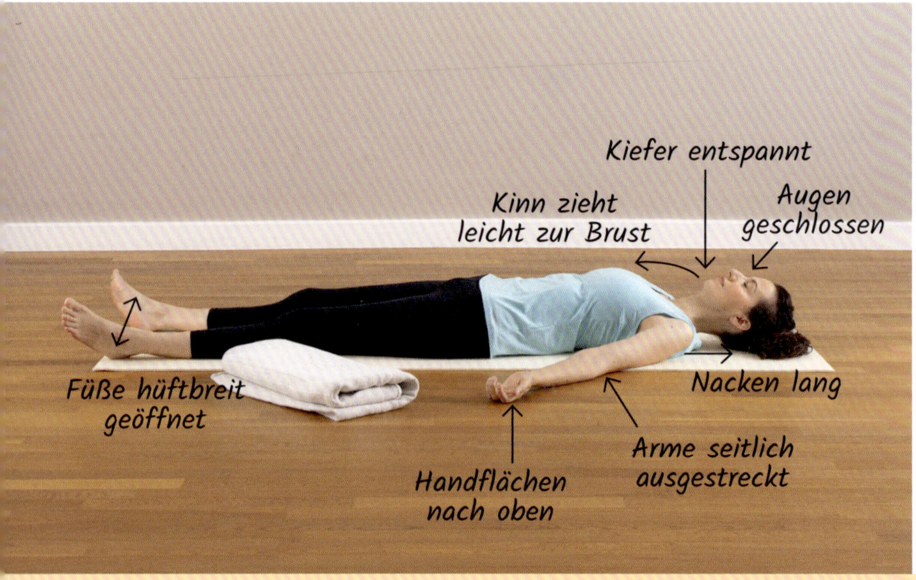

Meditation in Savasana

1. Die folgende Tiefenentspannung wirkt sich auf den gesamten Organismus aus und gleicht einer regenerierenden Tiefschlafphase. Lege dich bequem auf den Rücken in **Savasana**, die „Totenhaltung". (Bild) Lege dir eine Decke daneben, falls du später frierst.

2. Schließe deine Augen. Entspanne deinen Kiefer und deine Zunge. Atme.

3. Spüre die Kontaktpunkte deines Körpers mit deiner Yogamatte: deine Knöchel, Oberschenkel, Hüfte, Schulterblätter und deinen Kopf.

4. Lass alles los. Verabschiede dich von vorüberziehenden Gedanken in der Gewissheit, dass sie später noch da sind. Diese Minuten nimmst du dir nur für dich und benötigst sie nicht.

5. Nimm jetzt deinen Atemvorgang wahr. Mit deiner Einatmung durch die Nase strömt neue Luft in deinen Körper hinein, dein Brust- und Bauchraum heben sich. Lege gerne eine Hand auf deinen Bauch und die andere Hand auf deine Brust und spüre deine Atembewegungen.

6. Mit jeder Ausatmung durch die Nase fließt Verbrauchtes aus dir heraus. Bemerke eine kleine Atem- und Gedankenpause. Bedanke dich bei dir und schenke dir ein Lächeln.

Weiter geht's auf der nächsten Seite.

→ ***Tipp:*** Diese kurze Entspannung eignet sich vor deiner Yogapraxis sowie nach deiner Yogaeinheit. Bleibe dann gerne etwas länger liegen.

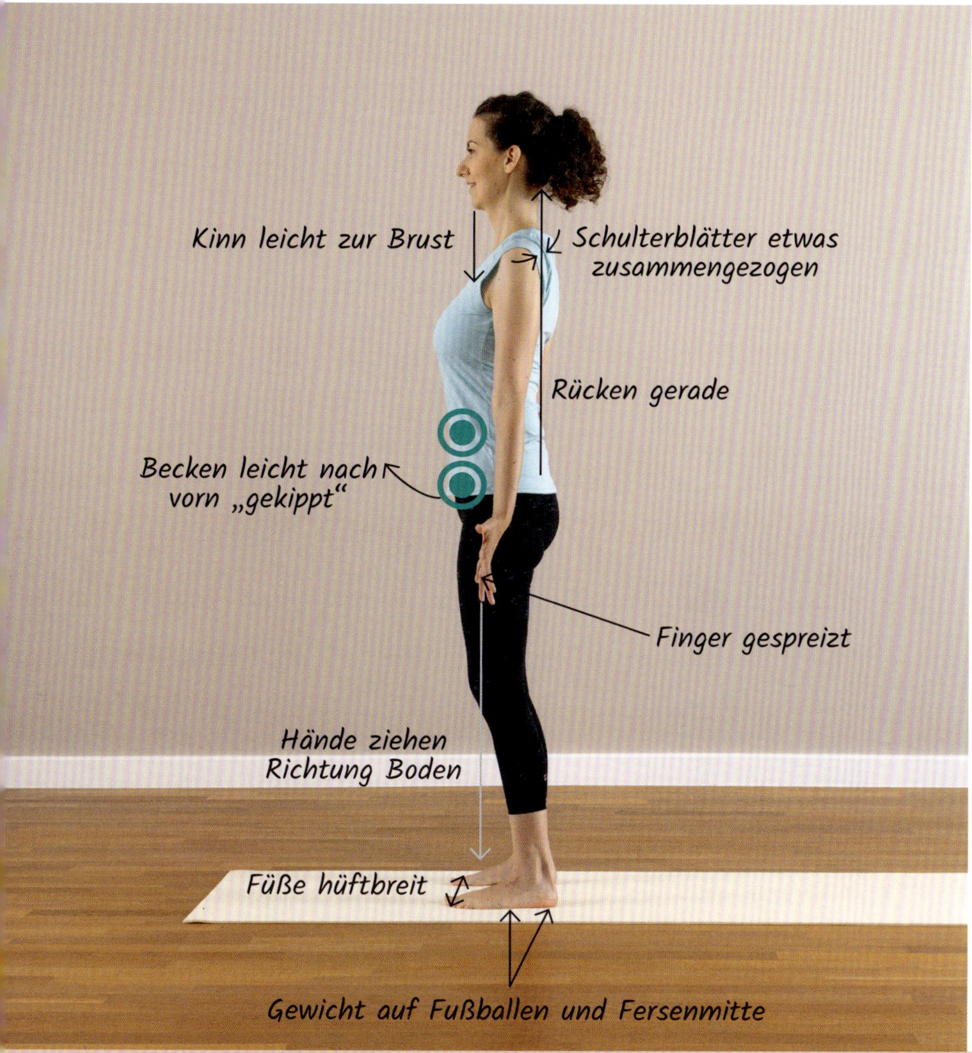

Der Sonnengruß

Ausgangsposition (Berg)

1. Stelle dich gerade aufgerichtet an den Anfang deiner Yogamatte. Deine Füße stehen hüftbreit nebeneinander. Dein Gewicht ruht auf den Fußballen und mittig auf den Fersen.
2. Deine Handflächen zeigen nach vorn, die Finger sind aktiv gespreizt. (Bild)
3. Die Schultern sind entspannt, die Schulterblätter ein wenig aneinandergezogen. Dadurch weitet sich dein Brustkorb und du kannst tiefer und freier atmen.
4. Aktiviere Bauch- und Beckenbodenmuskulatur. Dein Becken ist leicht nach vorn „gekippt", das Kinn ein wenig nach unten geneigt.
5. Konzentriere dich auf deine Atmung. Nimm 10 tiefe Atemzüge.

Weiter geht's auf der nächsten Seite. ↗

Der Sonnengruß gilt als Kraftquelle, um den Körper aufzuwärmen und auf nachfolgende Übungen vorzubereiten. Es gibt ihn in vielen verschiedenen Versionen. Diese einfache Variante kannst du solo oder als Vorbereitung für weitere Flows praktizieren.

Meditation zum Entspannen

Farbmeditation

1. Verankere dich in einem bequemen Schneidersitz. Zieh deine Pobacken auseinander, sodass deine Sitzbeinhöcker stabil sind, überprüfe, ob das Becken gut geerdet ist, richte deine Wirbelsäule auf und spüre in dich hinein.
2. Wenn du magst, nimm ein Mantra für dich auf, z. B.: „Ich vertraue mir, ich bin sicher und verwurzelt."

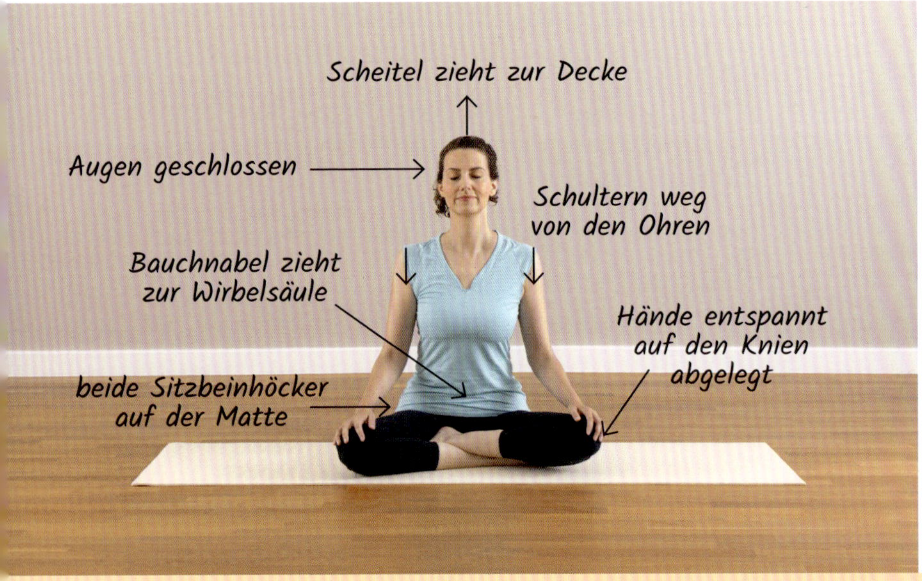
Scheitel zieht zur Decke
Augen geschlossen
Schultern weg von den Ohren
Bauchnabel zieht zur Wirbelsäule
Hände entspannt auf den Knien abgelegt
beide Sitzbeinhöcker auf der Matte

3. Richte deine Aufmerksamkeit auf deinen Atem. Wo spürst du ihn am deutlichsten? Mehr im Brustkorb oder in der Bauchdecke? Wie fühlt sich der Atem an, wenn er in den Körper hineinfließt und diesen dann wieder verlässt? Kannst du den Weg des Atems verfolgen? Nimm die Ruhe und die Kraft, die in jedem Atemzug liegt, wahr.
4. Stelle dir nun vor, wie sich in deinem **Becken ein rotes Licht** ausbreitet, welches dich sanft wärmt und immer stärker wird. Spürst du, wie es in deine verschränkten Beine und deinen Oberkörper dringt? Schau dir das Licht an, nimm es auf und lass es durch dich strahlen.
5. Das Licht wechselt nun zu **orange** und wandert aus deinem Becken ein Stück höher Richtung **Bauchnabel**. Spüre, wie es dich weiter erwärmt und strahlen lässt.
6. Das Licht dringt zu deinem **Bauchnabel** vor und wird Gelb. Dein **Bauchgefühl** wird gestärkt, du kannst deiner Intuition vertrauen und selbstbestimmt für dich sorgen.
7. Stelle dir nun vor, wie du über deine linke Hand einatmest – der Atem zieht bis zu deinem Herzen – und wie du über deine rechte Hand ausatmest. Ein **grüner** Lichtball umschmeichelt sanft dein **Herz**. Er sendet dir Gelassenheit und Harmonie. Verfahre nun so für die nächsten 10 Atemzüge.

Weiter geht's auf der nächsten Seite.

Meditation kann dir helfen, gelassener zu werden und in dir zu ruhen. Sie ist aber nicht jedermanns Sache und fällt zu Anfang oft schwer. Versuch es einfach mal mit einer der beiden nachfolgenden Kurzmeditationen. Die Visualisierungen erleichtern dir den Einstieg. Lass dich darauf ein, ohne Druck.

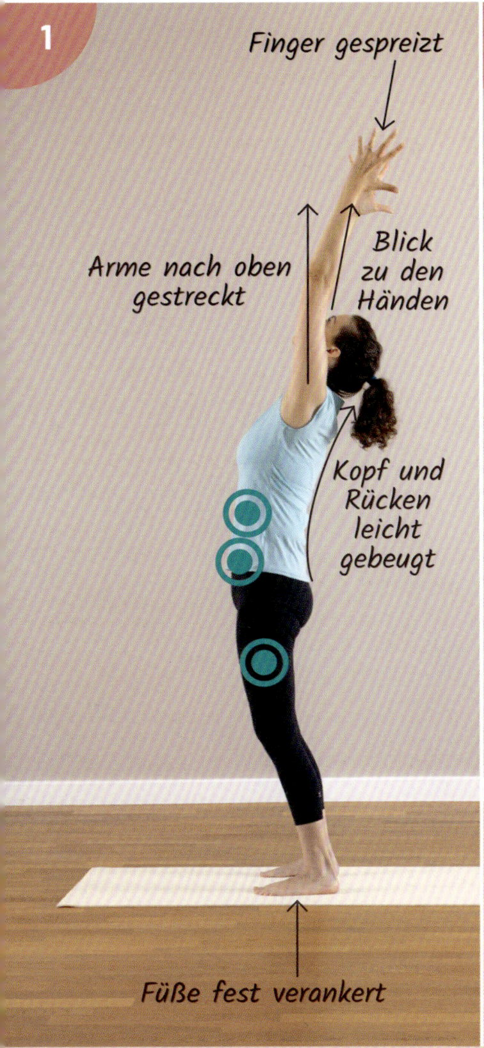
1
Finger gespreizt
Arme nach oben gestreckt
Blick zu den Händen
Kopf und Rücken leicht gebeugt
Füße fest verankert

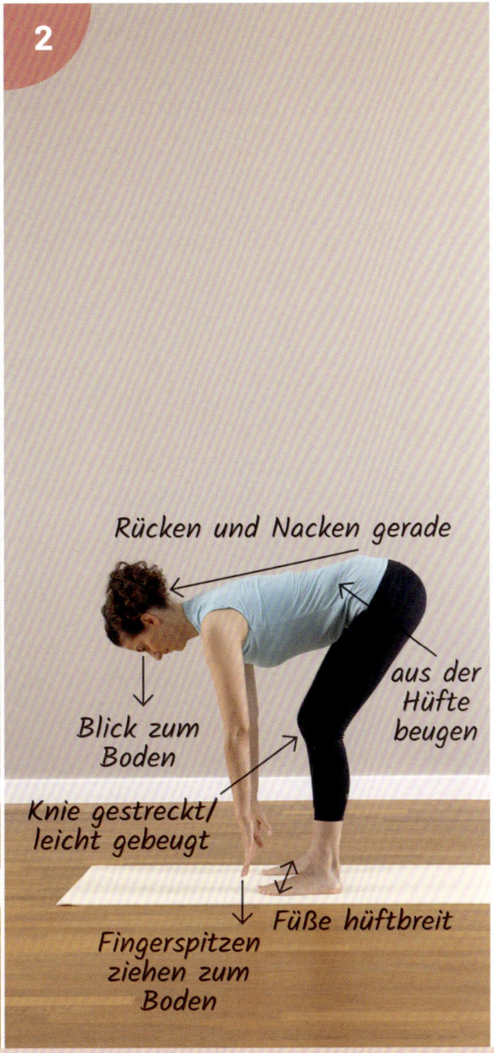
2
Rücken und Nacken gerade
Blick zum Boden
aus der Hüfte beugen
Knie gestreckt/ leicht gebeugt
Füße hüftbreit
Fingerspitzen ziehen zum Boden

1. Asana (gestreckter Berg mit Rückbeuge)

1. Atme ein.
2. Strecke deine Hände mit gespreizten Fingern und zueinander zeigenden Handflächen Richtung Decke.
3. Dein Blick geht nach oben (Kopf nicht zu weit zurücklegen!), die Schultern ziehen nach unten.
4. Spüre die Berührungspunkte mit dem Boden, Füße und Zehen liegen flach und entspannt auf der Matte.
5. Spanne Oberschenkel-, Bauch- und Beckenmuskulatur an und gehe ausatmend in eine *leichte* Rückbeuge. (Bild 1)

2. Asana (Vorbeuge)

1. Atme ein, senke die Arme und beuge dich ausatmend mit geradem Rücken nach vorne in die **halbe Vorbeuge**. (Bild 2)
2. Die Finger ziehen Richtung Boden, der Blick geht nach unten, die Beine sind gestreckt oder die Knie leicht gebeugt.
3. Atme ein und tauche ausatmend in die **tiefe ganze Vorbeuge** ab. Lass den Oberkörper hängen. Führe deine Fingerspitzen so weit wie möglich nach unten, bis sie den Boden berühren oder, wenn möglich, die Handflächen auf dem Boden aufliegen (siehe auch Seite 8).

Weiter geht's auf der nächsten Seite.

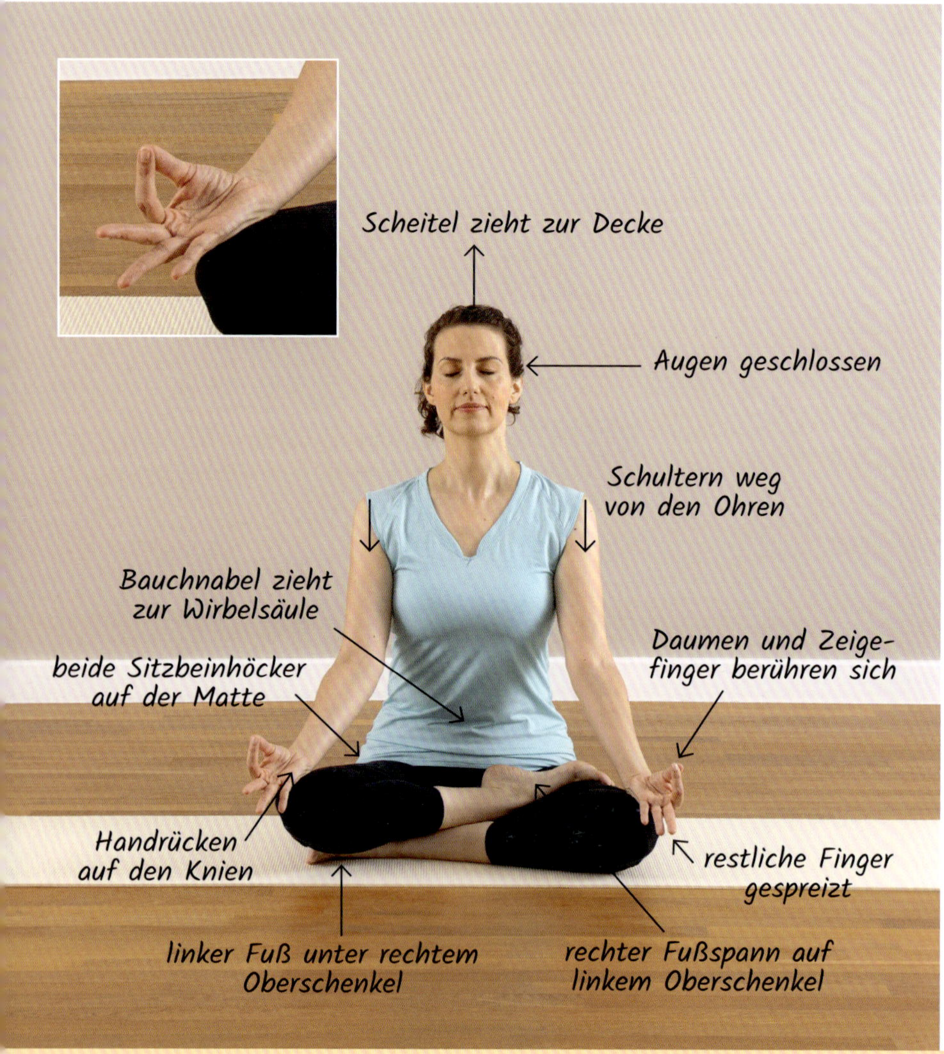
Scheitel zieht zur Decke
Augen geschlossen
Schultern weg von den Ohren
Bauchnabel zieht zur Wirbelsäule
Daumen und Zeigefinger berühren sich
beide Sitzbeinhöcker auf der Matte
Handrücken auf den Knien
restliche Finger gespreizt
linker Fuß unter rechtem Oberschenkel
rechter Fußspann auf linkem Oberschenkel

Quadrat-Atmung im Sitzen

1. Komm in den **halben Lotussitz**, schließe die Augen und lege deine nach oben geöffneten Hände ausatmend auf deine Knie. Zeigefinger und Daumen berühren sich zum **Chin/Jnana-Mudra**, einer Geste der Freude, die dir bei der Konzentration hilft. (Bild)
2. Wir praktizieren nun die **Quadratatmung**, in der Atemphasen gleich lang gehalten werden: Einatmung, Anhalten, Ausatmung, Anhalten für je 5 Sekunden.
3. Atme zunächst aus und stelle dir ein Quadrat vor. Zähle einatmend bis 5 und gehe in Gedanken die erste Seite deines Quadrats (links unten nach links oben) entlang.
4. Halte deinen Atem für 5 Sekunden an und schreite weiter auf deinem Quadrat (links oben nach rechts oben).
5. Atme aus und fahre bis 5 zählend weiter dein Quadrat entlang (rechts oben nach rechts unten).
6. Halte deinen Atem für 5 Sekunden an und gehe dein Quadrat zurück (rechts unten nach links unten).
7. Wiederhole diese Atemtechnik 3–5 Mal. Spüre nach. Wie fühlst du dich?

→ *Tipp:* Steigere die Zählzeiten auf 6–8 in deinem Rhythmus. Diese Technik lässt sich auch gut auf der Arbeit in der Pause oder bei großer Nervosität kurz vor wichtigen Ereignissen anwenden.

3. Asana (Ausfallschritt)

1. Platziere deine aktiven Hände neben deine Füße, winkle das linke Bein 45 Grad an und richte dein linkes Knie über deinem Fuß aus. Das rechte Bein gleitet ausgestreckt nach hinten, Fußspann und Knie drücken in die Matte.
2. Richte deinen Oberkörper einatmend auf und strecke deine Arme aktiv Richtung Decke. Gehe in deinem **tiefen Ausfallschritt** in eine *leichte* Rückbeuge. (Bild 1)

4. Asana (Bretthaltung)

1. Führe deine Arme ausatmend nach unten und platziere deine Hände neben deinen vorderen Fuß unter deine Schultern.
2. Spanne die ausgestreckten Arme und deine Körpermitte an und strecke auch den linken Fuß nach hinten.
3. Alle Muskeln sind jetzt aktiv! Den Po nicht durchhängen lassen, die Zehen in den Boden drücken. Dein Blick geht nach unten. (Anfänger können die Knie auf dem Boden abstützen). Halte dein **Brett**. (Bild 2)

Weiter geht's auf der nächsten Seite.

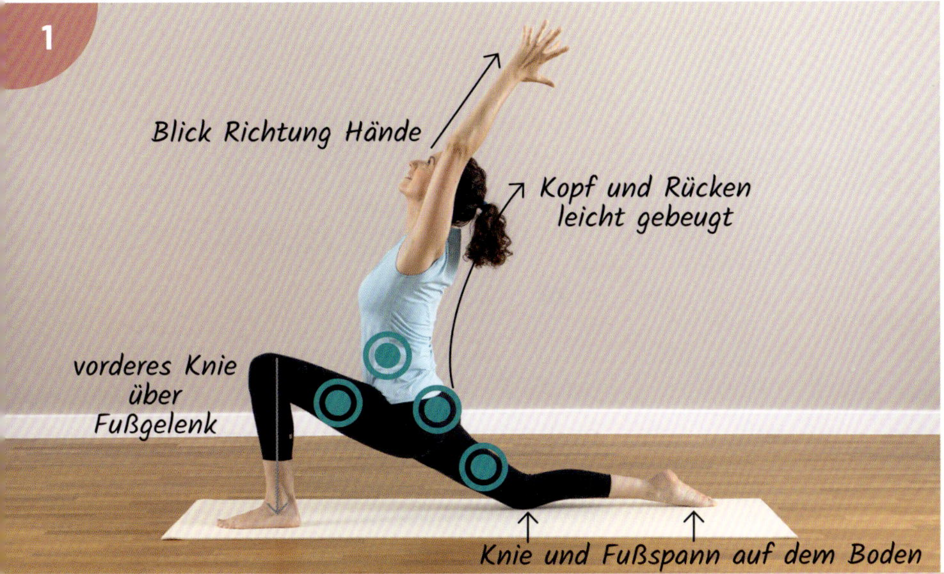
1
Blick Richtung Hände
Kopf und Rücken leicht gebeugt
vorderes Knie über Fußgelenk
Knie und Fußspann auf dem Boden

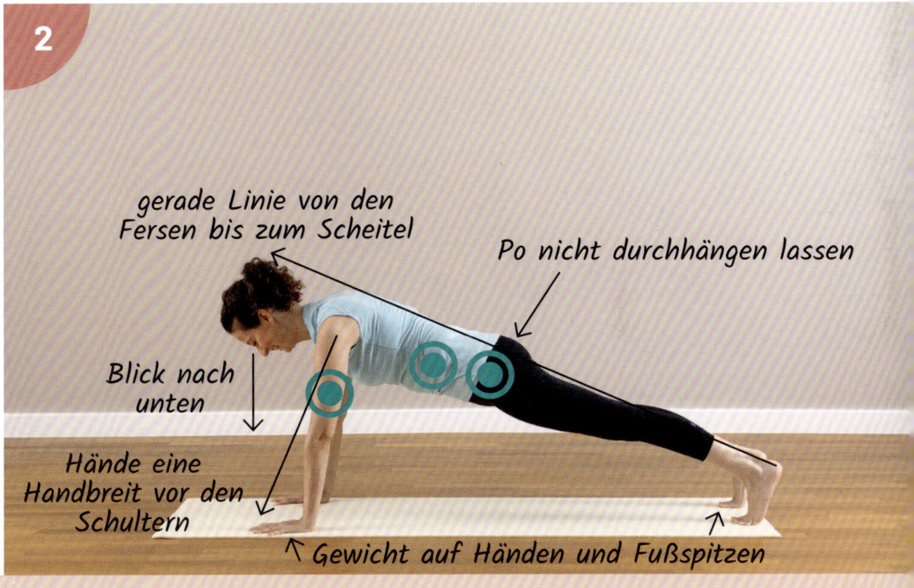
2
gerade Linie von den Fersen bis zum Scheitel
Po nicht durchhängen lassen
Blick nach unten
Hände eine Handbreit vor den Schultern
Gewicht auf Händen und Fußspitzen

→ *Tipp:* Geübte können in Schritt 2 alternativ mit beiden Füßen gleichzeitig zurückspringen. Körperspannung halten!

Atemübungen zum Entspannen

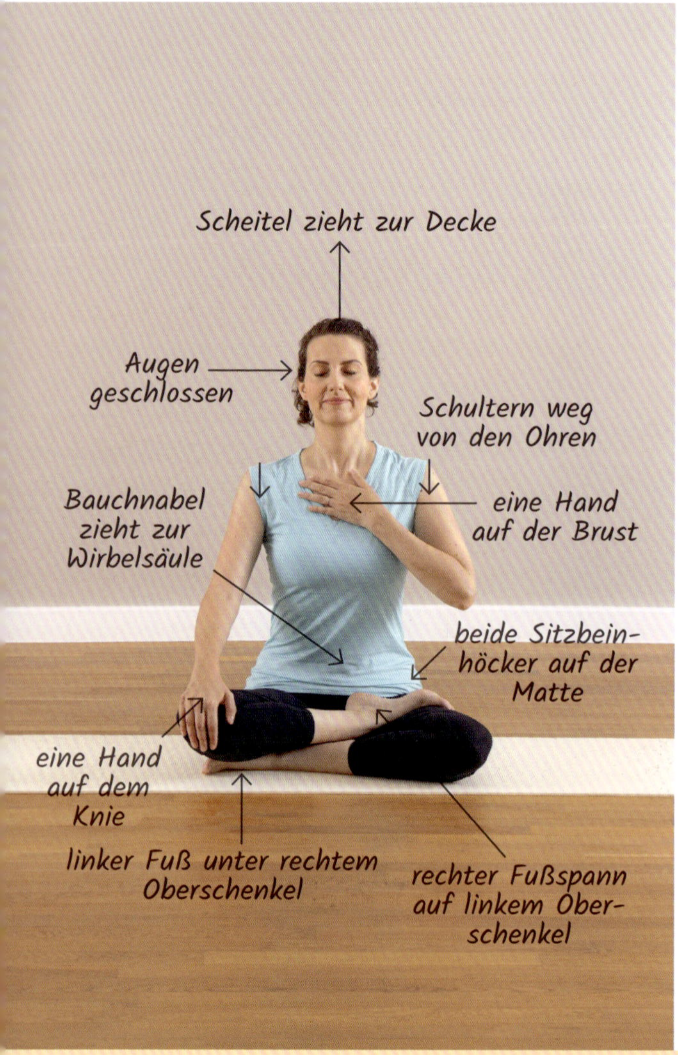
Scheitel zieht zur Decke
Augen geschlossen
Schultern weg von den Ohren
Bauchnabel zieht zur Wirbelsäule
eine Hand auf der Brust
beide Sitzbeinhöcker auf der Matte
eine Hand auf dem Knie
linker Fuß unter rechtem Oberschenkel
rechter Fußspann auf linkem Oberschenkel

Dreifache Yoga-Atmung im Sitzen

1. Komm in den **halben Lotussitz**.
2. Schließe die Augen, lege eine Hand ausatmend auf deinen **Bauch**. Atme nun tief durch die Nase in den Bauch. Spüre, wie sich dabei dein Bauch nach außen wölbt. Atme langsam aus. Nimm wahr, wie du dich entspannst und sich deine Bauchdecke wieder senkt.
3. Lege deine Hand nun auf deinen **Brustkorb** und konzentriere dich auf den Bereich der Rippen. Atme langsam in den Brustkorb hinein. Beobachte, wie sich dein Brustkorb weitet. Ausatmend verlässt dein Atem deinen Oberkörper.
4. Berühre nun mit deinen Fingern ein Schlüsselbein. Atme durch die Nase in die **Schlüsselbeinregion** und spüre, wie sich diese leicht heben. Achte darauf, wie deine Schulterblätter sich absenken und die Ausatmung durch die Nase geschieht.
5. **Verbinde nun die drei Atemräume** miteinander, stelle dir deinen Atemfluss dabei als Welle vor. Lass den Atem vom Bauch in den Brustkorb zum Schlüsselbein fließen. Halte hier für eine kurze **Atempause**.
6. Deine Ausatmung erfolgt ebenso wellenförmig durch deine Bauchregion, deinen Brustkorb und deine Schlüsselbeine.
7. Stelle dir vor, wie du bei jeder Einatmung neue Energie aufnimmst und beim Ausatmen Verbrauchtes abgibst.
8. Öffne mit der nächsten Einatmung deine Augen. Kehre in den Raum zurück. Räkle und strecke dich und bestreite mit neuer Energie deinen Tag.

Bei Niedergeschlagenheit, Überreizung und Nervosität. Die folgenden zwei Atemübungen kannst du in Stresssituationen und präventiv täglich für ein paar Minuten durchführen. Die Dreifach-Atmung hilft dir bei Niedergeschlagenheit und Gereiztheit und kann Kopfschmerzen lindern. Mit der Quadratatmung kannst du besonders gut abschalten und zu einer guten Konzentration zurückfinden.

5. Asana (heraufschauender Hund/kleine Kobra)

1. Lege ausatmend mit Körperspannung erst die Knie auf der Matte ab und dann nacheinander Brust und Kinn. Die Füße rollen dabei auf den Spann, die Fußsohlen zeigen nach oben, die Fußspitzen sind gestreckt.
2. Halte die Spannung, drücke dich einatmend aus deinen eng angewinkelten Armen nach oben in den **Heraufschauenden Hund**. Dein Kopf liegt leicht(!) im Nacken, Beine und Po schweben über dem Boden, dein Gewicht ruht auf Händen und Fußspann. (Bild 1)

6. Asana (herabschauender Hund)

1. Stelle deine Handflächen zwei Handbreit vor dir auf, gib Kraft in deine Hände, Füße, Bauch und Po, stelle die Zehen auf und drücke dich ausatmend nach oben in den **Herabschauenden Hund**. (Bild 2)
2. Deine Fersen ruhen, wenn möglich, auf dem Boden, ansonsten bleibst du auf deinem Vorderfuß. Lass gerne deine Knie leicht gebeugt.
3. Den Kopf entspannt hängen lassen, der Blick geht Richtung Knie. Nimm 5 tiefe Atemzüge.

Weiter geht's auf der nächsten Seite.

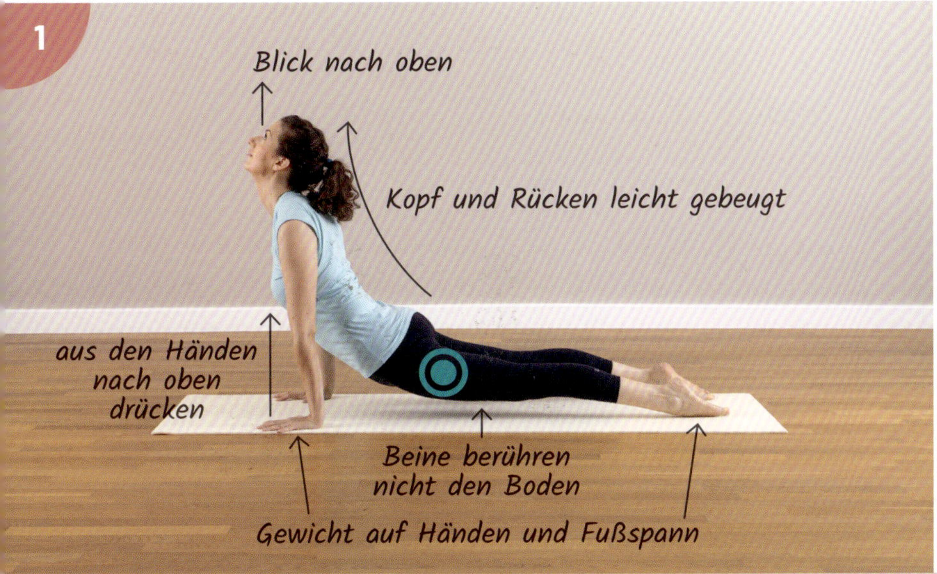
1
Blick nach oben
Kopf und Rücken leicht gebeugt
aus den Händen nach oben drücken
Beine berühren nicht den Boden
Gewicht auf Händen und Fußspann

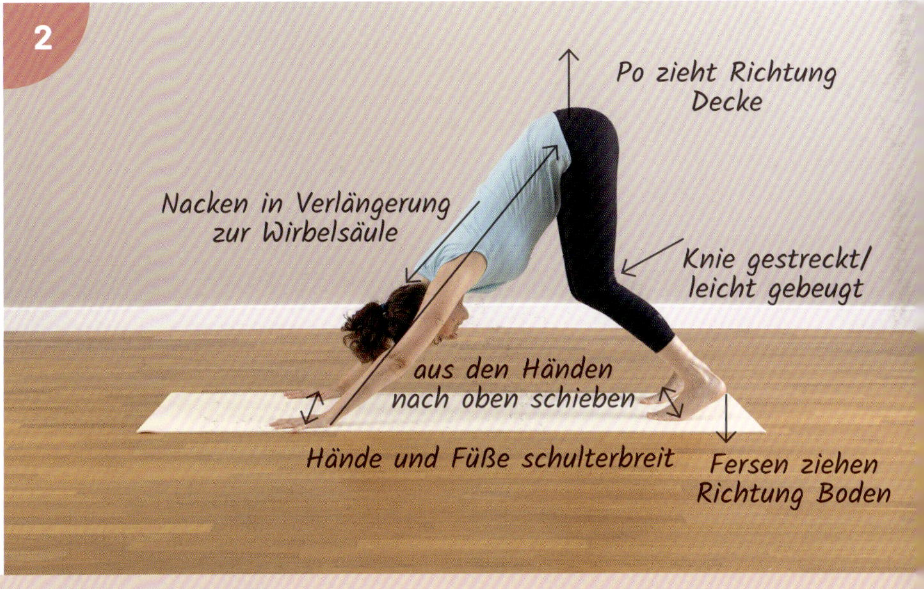
2
Po zieht Richtung Decke
Nacken in Verlängerung zur Wirbelsäule
Knie gestreckt/ leicht gebeugt
aus den Händen nach oben schieben
Hände und Füße schulterbreit
Fersen ziehen Richtung Boden

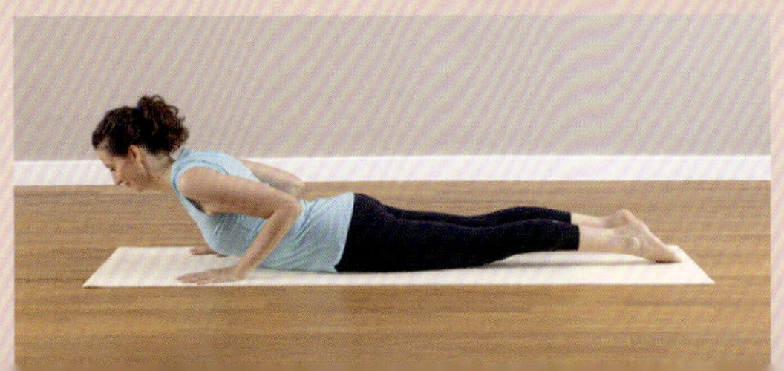

→ *Tipp:* Alternativ drückst du dich einatmend auf dieselbe Weise, aber mit *abgelegten* Beinen und *angewinkelten* Armen, nur leicht nach oben (**Kleine Kobra**).

Happy Baby

1. Lege dich auf deinen Rücken und schließe die Augen. Lass deine Atmung natürlich fließen.
2. Nimm die Kontaktpunkte deines Körpers mit der Matte wahr. Ziehe dein Kinn ausatmend leicht zur Brust. Die Schultern ziehen nach hinten.
3. Winkle einatmend deine Beine an und ziehe deine Knie zur Brust. Atme aus. (Bild 1)
4. Umfasse einatmend von außen deinen Fußspann und öffne ausatmend deine angewinkelten Beine zur Seite in die **Happy-Baby-Position**. (Bild 2)
5. Rolle leicht mit deinem unteren Rücken hin und her für 5–10 Atemzüge, massiere mit jeder Ein- und Ausatmung sanft deinen Rücken.
6. Schließe deine Beine wieder und umarme dabei deine Knie (**Päckchen-Position**). Spüre nach.

1
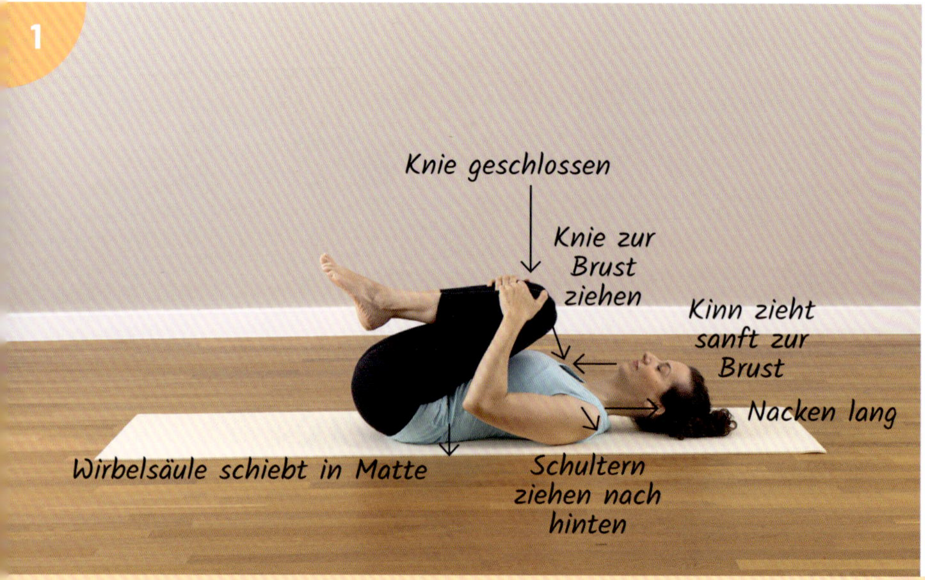

2
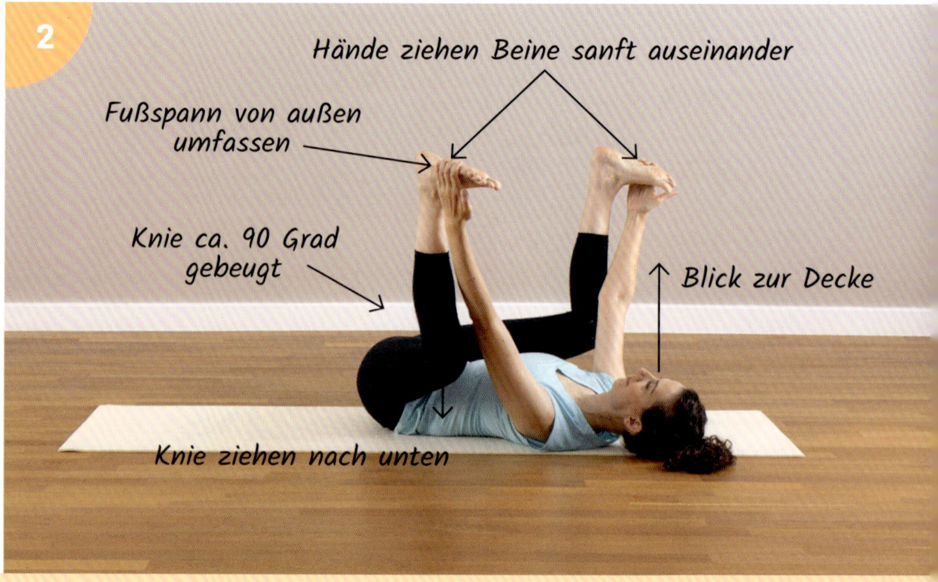
Hände ziehen Beine sanft auseinander
Fußspann von außen umfassen
Knie ca. 90 Grad gebeugt
Blick zur Decke
Knie ziehen nach unten

→ *Achtung:* Die Übung ist nicht während der Schwangerschaft oder bei starken Knieschmerzen geeignet.

7. Asana (Ausfallschritt nach vorn)

1. Atme ein und setze deinen rechten Fuß in einem großen Ausfallschritt zwischen deinen Händen auf. (Bild 1) Atme aus, dann setze einatmend auch deinen linken Fuß zwischen deinen Händen auf.
2. Hebe leicht den Kopf, dann strecke deinen Rücken und komm in den aufrechten Stand.
3. Die Knie sind durchgestreckt oder leicht gebeugt.

8. Asana (stehende Vorbeuge)

1. Beuge dich ausatmend mit geradem Rücken nach vorne in die **halbe Vorbeuge**. Die Finger ziehen Richtung Boden, der Blick geht nach unten, die Beine sind gestreckt oder die Knie leicht gebeugt.
2. Atme ein und tauche ausatmend in die tiefe **ganze Vorbeuge** ab. Lass den Oberkörper entspannt hängen. (Bild 2)

Weiter geht's auf der nächsten Seite.

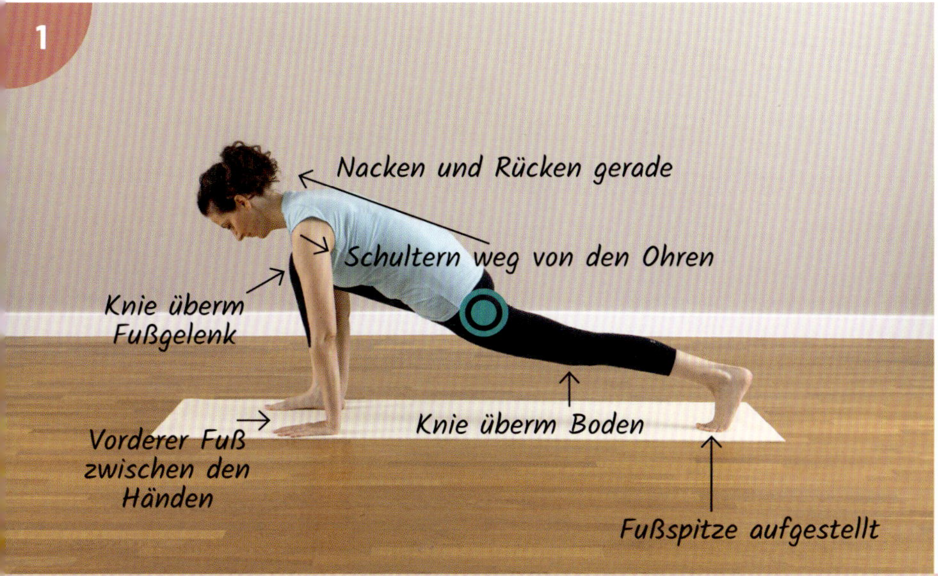
1
Nacken und Rücken gerade
Schultern weg von den Ohren
Knie überm Fußgelenk
Knie überm Boden
Vorderer Fuß zwischen den Händen
Fußspitze aufgestellt

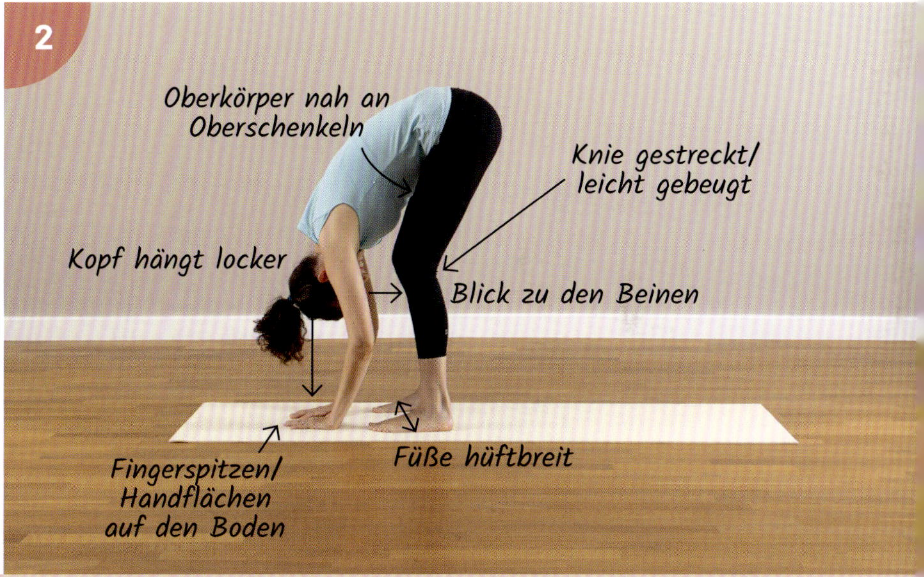
2
Oberkörper nah an Oberschenkeln
Knie gestreckt/ leicht gebeugt
Kopf hängt locker
Blick zu den Beinen
Füße hüftbreit
Fingerspitzen/ Handflächen auf den Boden

Seitliche Faust mit Nackendehnung

1. Komm in den Fersensitz. Deine Hände liegen auf deinen Oberschenkeln. Deine Wirbelsäule ist gerade, der Nacken lang.
2. Führe mit der nächsten Einatmung deine gestreckten Arme hinter dich, kreuze deine Hände und verschränke ausatmend deine Finger zur Faust.
3. Lege deine Faust auf deiner linken Hüfte ab. Dein rechter Arm berührt dabei deinen Rücken, der linke Arm ist leicht seitlich angewinkelt. Atme ein und aus. (Bild 1)
4. Atme ein und kippe deinen Kopf ausatmend langsam zur linken Seite. Dein aktiv gestreckter Nacken wird aufgedehnt, deine rechte Schulter zieht nach hinten Richtung Boden. (Bild 2)
5. Atme und genieße diese Weite mit geschlossenen Augen für 5–10 Atemzüge. Wiederhole auf der anderen Seite.
6. Komm zurück in den Fersensitz.

Weiter geht's auf der nächsten Seite.

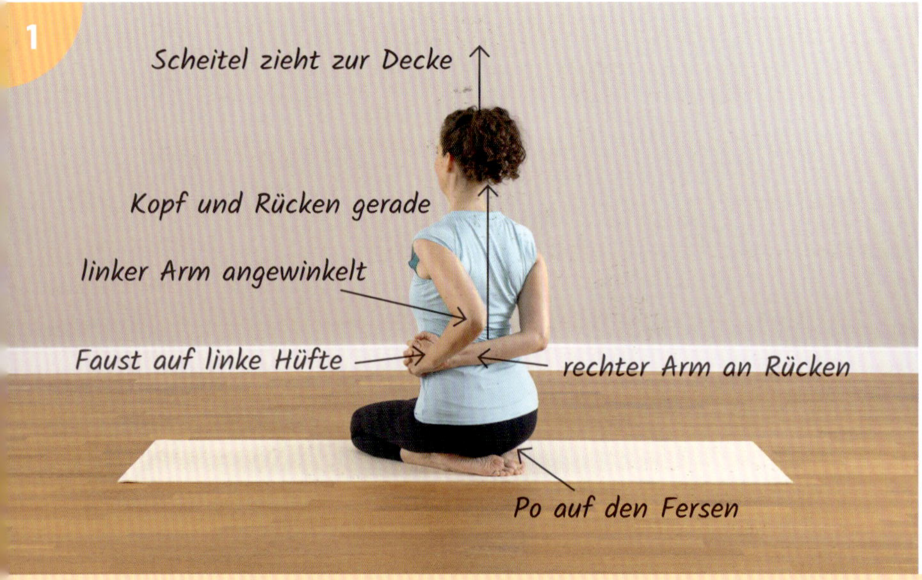
1
Scheitel zieht zur Decke
Kopf und Rücken gerade
linker Arm angewinkelt
Faust auf linke Hüfte
rechter Arm an Rücken
Po auf den Fersen

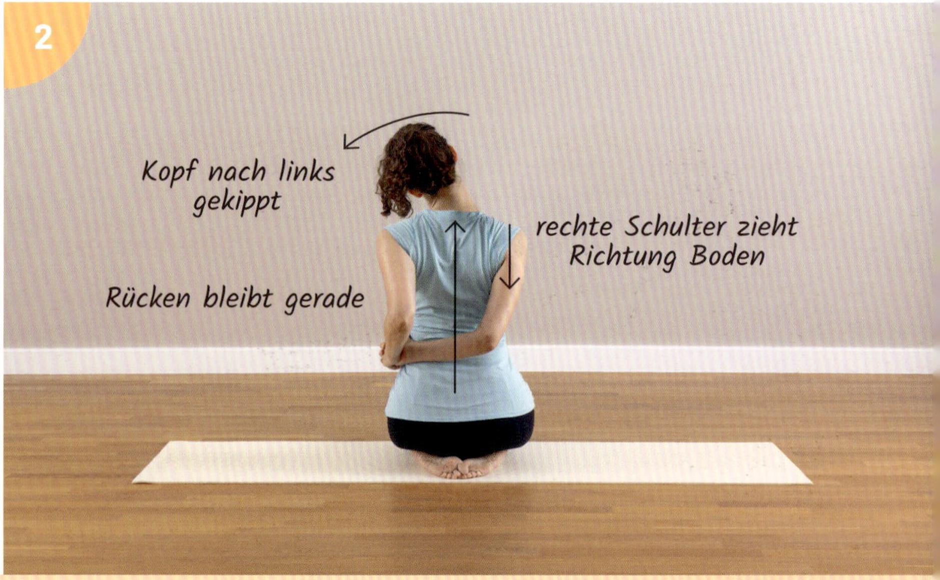
2
Kopf nach links gekippt
rechte Schulter zieht Richtung Boden
Rücken bleibt gerade

→ *Tipp:* Diese Übung kannst du prima am Schreibtisch während einer Pause durchführen. Stelle dabei beide Beine angewinkelt im 45-Grad-Winkel auf den Boden und verankere dein Gesäß und Becken gut in deinem Stuhl, ohne die Lehne zu berühren.

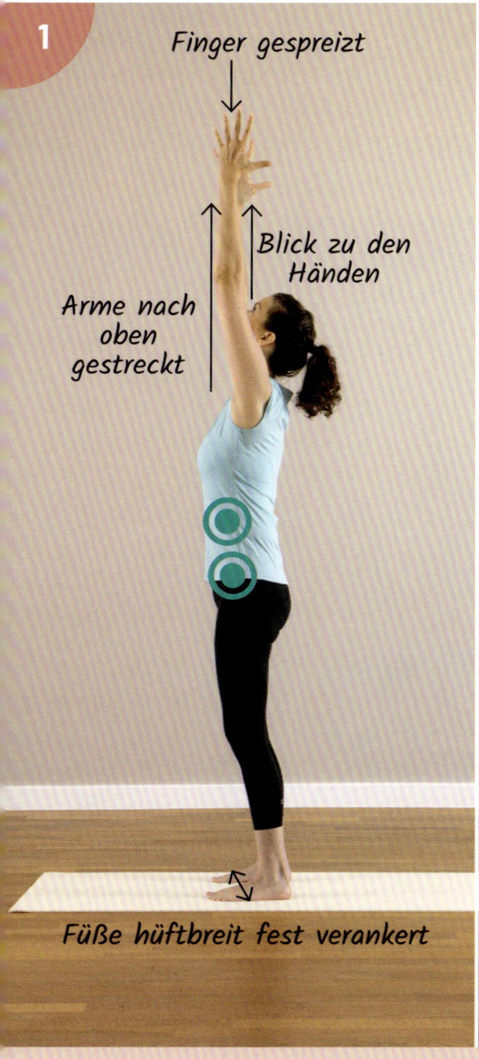
1
Finger gespreizt
Blick zu den Händen
Arme nach oben gestreckt
Füße hüftbreit fest verankert

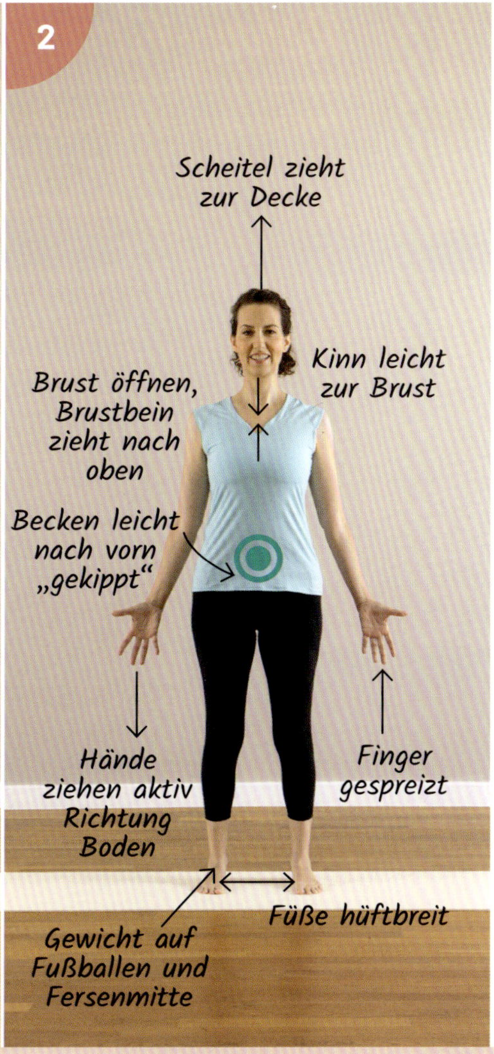
2
Scheitel zieht zur Decke
Kinn leicht zur Brust
Brust öffnen, Brustbein zieht nach oben
Becken leicht nach vorn „gekippt“
Hände ziehen aktiv Richtung Boden
Finger gespreizt
Füße hüftbreit
Gewicht auf Fußballen und Fersenmitte

9. Asana (gestreckter Berg)

1. Löse einatmend die Hände vom Boden und richte dich auf.
2. Führe deine Hände mit gespreizten Fingern und zueinander zeigenden Handflächen Richtung Decke in den **gestreckten Berg**. (Bild 1)
3. Dein Blick folgt zur Decke, die Schultern ziehen nach unten. Spanne Bauch- und Beckenmuskulatur an.
4. Strecke dich weit nach oben. Die Kraft schießt in die Arme bis zu den Fingerspitzen.

Schlussposition (Berg)

1. Nimm die Arme herunter, richte dich gerade auf und gehe ausatmend wieder in die **Bergposition** an den Anfang deiner Yogamatte. (Bild 2)
2. Deine Finger zeigen Richtung Boden und sind leicht gespannt. Nimm zwei tiefe Atemzüge.

Wiederhole mit der anderen Beinseite. Praktiziere auf diese Weise noch 3–5 dynamische Wiederholungen in deinem Atemfluss, um gut aufgewärmt in deine Yoga-Praxis oder deinen Tag zu starten.

→ *Tipp:* Am besten übst du erst eine langsamere Variante und versuchst dann, jede einzelne Asana mit deinem Atem zu kombinieren, sodass du je Atemzug eine Bewegung ausführst. Dadurch entsteht ein meditativer, rhythmischer Flow.

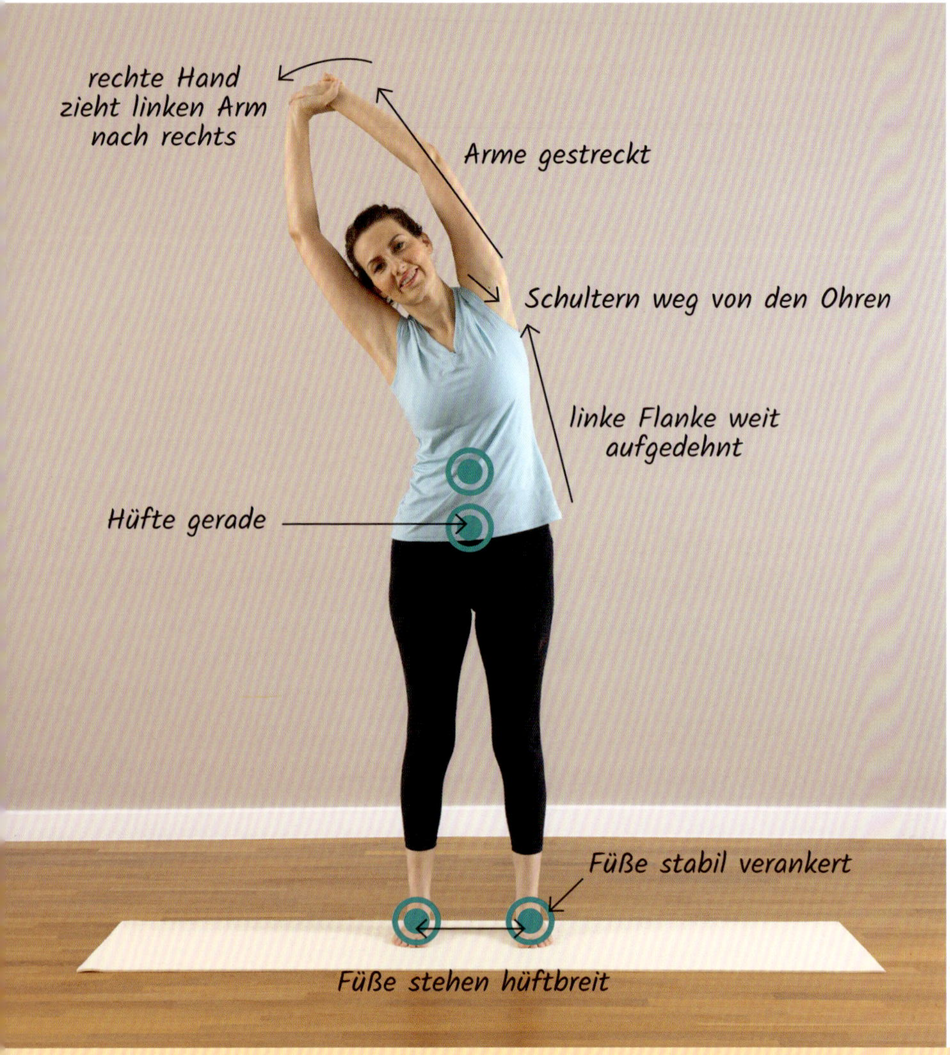
rechte Hand
zieht linken Arm
nach rechts
Arme gestreckt
Schultern weg von den Ohren
linke Flanke weit
aufgedehnt
Hüfte gerade
Füße stabil verankert
Füße stehen hüftbreit

Relax-Flow für Vielsitzer

Seitbeuge im gestreckten Berg

1. Stelle dich an den Anfang deiner Matte in die **Bergposition**. Dein Blick sucht sich vor dir einen Fixpunkt. Spanne Fuß-, Bauch- und Beckenmuskulatur an.
2. Strecke deine Arme und Finger ca. im 45-Grad-Winkel seitlich aus, die Handflächen zeigen nach vorne. Deine Finger sind gespreizt.
3. Atme ein und führe deine Arme mit zueinander schauenden Handflächen über die Seite nach oben über deinen Kopf in die **gestreckte Bergposition** und atme aus.
4. Atme ein und umfasse mit der rechten Hand dein linkes Handgelenk, spanne Bauch- und Beckenmuskulatur an und beuge ausatmend deine Hüfte bei geradem Becken leicht zur rechten Seite. (Bild)
5. Halte für 5–10 tiefe Atemzüge, komm in einen ruhigen, gleichmäßigen Atemfluss. Für eine noch intensivere Dehnung, drehe den Kopf und blicke unter dem linken Arm nach oben.
6. Wiederhole auf der anderen Seite, löse, atme noch ein paar Mal in der **Bergposition** tief ein und aus.

Weiter geht's auf der nächsten Seite.

Bei Stress und Auspannung für Vielsitzer. *Dieser Flow ist perfekt für bürogestresste Menschen, die den ganzen Tag auf Stühlen vor Bildschirmen festhängen. Der Rücken wird angenehm massiert und wieder verlängert, die Hüfte gedehnt und geöffnet. Du kannst wieder freier atmen und löst emotionale Blockaden.*

Bei Wehwehchen und Schmerzen im Rücken

Einseitige Belastungen unseres Halteapparates durch langes Sitzen oder Stehen, falsche Schuhe, schweres Tragen sowie stressbedingte Überbelastung führen häufig zu den verschiedensten Rückenbeschwerden. Was kannst du dagegen tun?

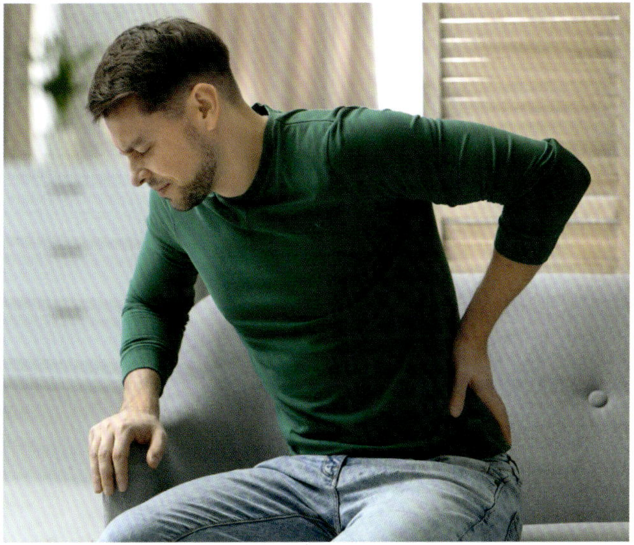

Yoga ist ideal geeignet, um Verspannungen in einem schmerzenden Rücken zu lösen, ihn in seiner Flexibilität zu erhalten und ihn zu stärken. Du kannst Yoga präventiv praktizieren oder auch bei akuten leichten Rückenschmerzen, z. B. durch zu langes Sitzen in schlechter Haltung. Bei größeren Schmerzen wie Bandscheibenproblemen berate dich gerne mit deinem Arzt.

Übungen für einen gesunden Rücken verhelfen dir ferner zu einer besseren Atmung, da deine Brustmuskulatur entspannt wird. Lockert sich dein Rücken, so sinkt auch dein Stresslevel. Durch Stress verstärkt ausgeschüttete Eiweißmoleküle können ein verklebtes fasziales und dadurch schmerzhaftes Gewebe verursachen, besonders in der Rückenfaszie. Yoga kräftigt deine Muskulatur und lockert durch intensive Dehnungen deine Faszien, die dadurch wieder elastischer werden. Für eine gute Rückenmuskulatur ist das Gegengewicht durch die Bauchmuskulatur enorm wichtig, damit unsere Knochen und Gewebe gehalten werden können. Nimm dir daher auch für die Bauchübungen, wie z. B. dem Boot oder Seitbeugen, ausreichend Zeit. Regelmäßige kurze Yogapraxis sorgt für einen gesunden Rücken, positive Stimmung und einen ruhigen Geist.

Tipps für den Alltag:

1. Bewegung, Bewegung, Bewegung. Überleg dir, was du alles im Stehen statt im Sitzen, zu Fuß statt mit dem Auto machen kannst, usw.
2. Richtig sitzen (siehe Seite 28), richtig heben (nah am Körper, gerader Rücken, Blick nach vorn, in die Knie gehen statt bücken)
3. Zugluft vermeiden, Kälte schadet bereits beanspruchter Muskulatur zusätzlich.
4. Matratzencheck: Liegst du eigentlich gut? Hast du das für deine bevorzugte Schlafposition richtige Kissen?
5. Unverarbeitete Lebensmittel und hochwertige Eiweiße sind gut für die Faszien - und was gut für deine Faszien ist, ist auch gut für deinen Rücken.

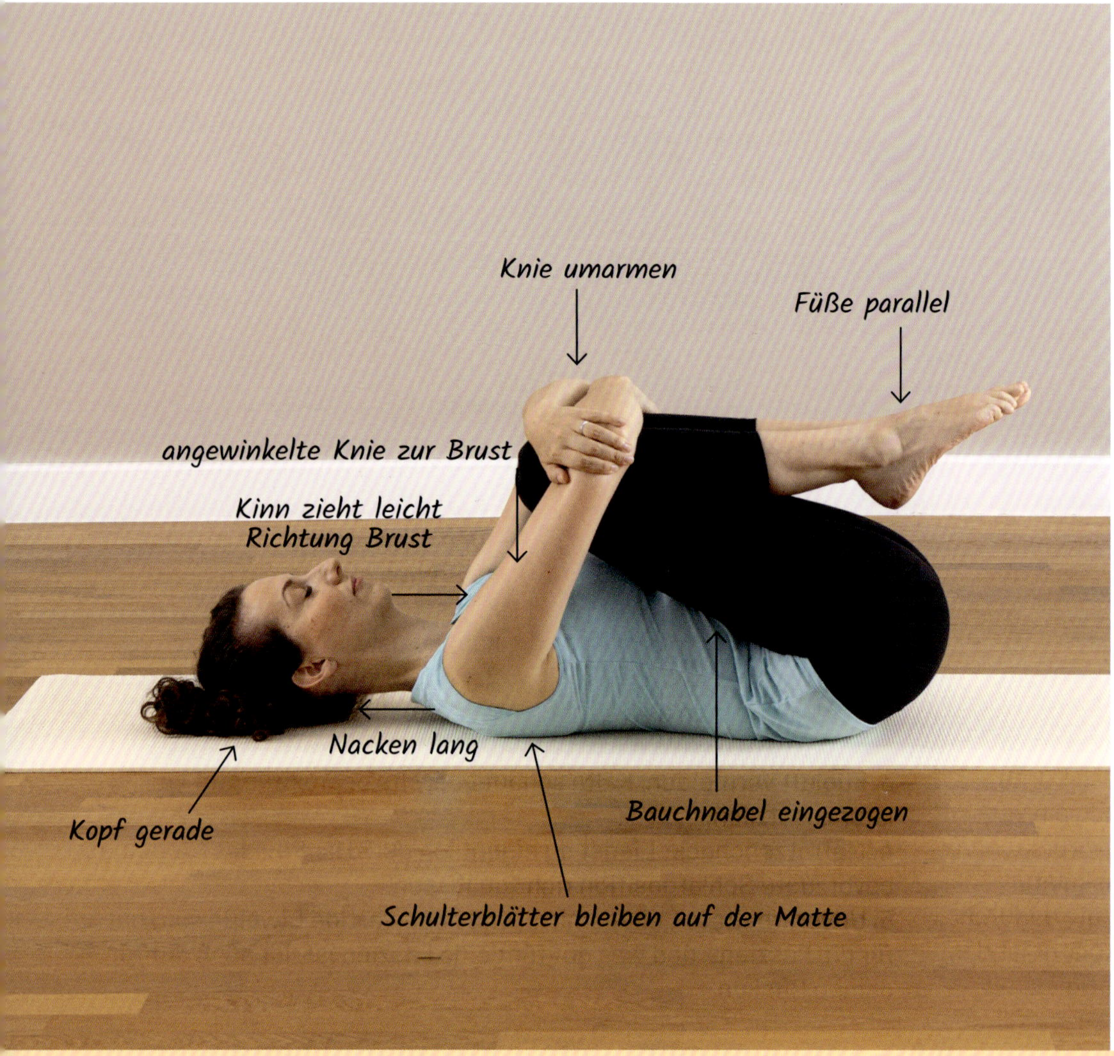

Apanasana – Die Päckchenhaltung

1. Lege dich auf den Rücken. Schließe die Augen. Atme. Spüre die Matte unter dir.
2. Schiebe deine Wirbelsäule einatmend leicht in die Unterlage. Ziehe dein Kinn ausatmend sanft zur Brust und verlängere deinen Nacken.
3. Ziehe nun ausatmend deine angewinkelten Knie zur Brust und deinen Bauchnabel ein, umfasse deine Knie mit Händen oder Armen – kompakt wie ein Päckchen. (Bild)
4. Mit jedem Atemzug sinken deine Knie ein Stück weiter Richtung Brust. Gesichtsmuskeln, Kiefer und Zunge sind entspannt. Schenke dir ein inneres und äußeres Lächeln.
5. Schaukle leicht auf deinem unteren Rücken hin und her und massiere so mit jeder Ein- und Ausatmung sanft deinen Rücken für ca. 2–4 Minuten.

→ *Tipp:* Lege dir bei Bedarf eine gefaltete Decke bereit, falls du zu frieren beginnst. Falls nötig, lege dir eine zweite Decke zwischen Kopf und Schultern, um deine Halswirbelsäule zu schützen. Achtung: Die Übung ist nicht während der Schwangerschaft oder bei starken Knieschmerzen geeignet.

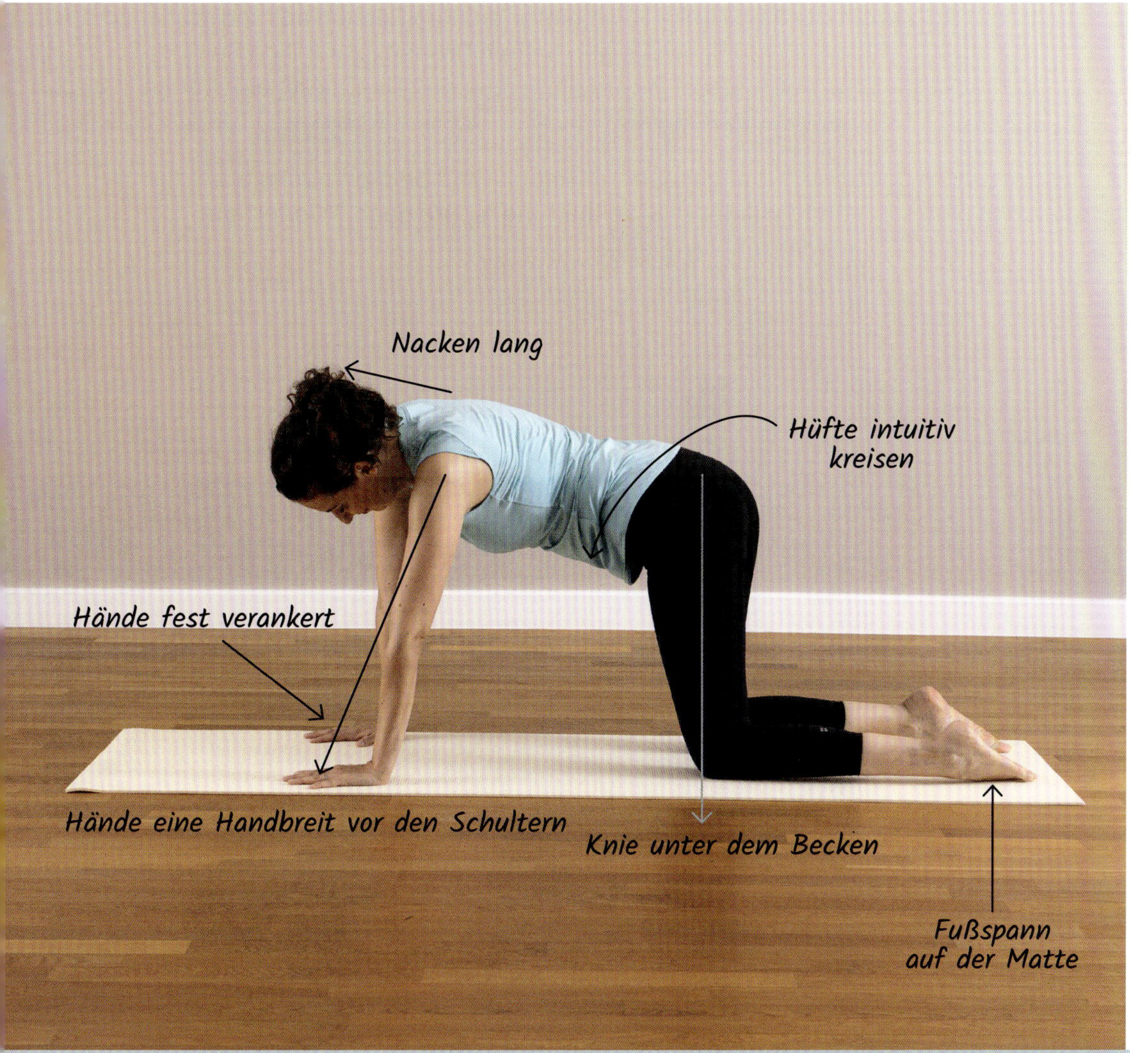
Nacken lang
Hüfte intuitiv kreisen
Hände fest verankert
Hände eine Handbreit vor den Schultern
Knie unter dem Becken
Fußspann auf der Matte

Rücken in Bewegung

Aktivierung der Wirbelsäule

1. Komm in den Vierfüßlerstand. Der Fußspann liegt flach am Boden.
2. Platziere die Handgelenke unter den Schultern und verschiebe die Hände eine Handbreit nach vorne, um Druck auf den Handgelenken zu minimieren.
3. Die Knie befinden sich hüftbreit unter dem Becken, der Blick geht nach unten, der Nacken wird lang und die Schultern ziehen weg von den Ohren. Atme durch die Nase ein und durch den Mund aus. Entspanne dich.
4. Schließe nun die Augen und lass deine Hüfte kreisen, sodass deine Wirbelsäule in Bewegung kommt. Bewege deinen Körper intuitiv. (Bild)
5. Atme tief und gleichmäßig und genieße die fließenden Bewegungen für 3–5 tiefe Atemzüge.

Weiter geht's auf der nächsten Seite.

Bei Schmerzen im ganzen Rücken. *Dieser Flow mobilisiert die Wirbelsäule und den Schulter-Nackenbereich, kräftigt deine Mitte und bringt deinen Rücken wieder in Fluss. Ideal für Vielsitzer.*

Halber Drehsitz

1. Komm in den Langsitz, spanne ausatmend Bauch- und Beckenmuskulatur an (**Stockhaltung**).

2. Stelle einatmend deinen linken Fuß außen neben dem rechten Knie ab. Dein rechtes Bein bleibt gestreckt, die Zehen flexen zur Decke. (Bild 1)

3. Strecke einatmend deinen rechten Arm aus und umarme ausatmend dein linkes Bein in Kniehöhe mit deinem rechten Arm. Drehe dich dabei zur linken Seite auf.

4. Stelle deine linke Hand hinter deinem Rücken auf und stütze dich ab. Spüre deinen **halben Drehsitz** zur linken Seite für 1–3 Minuten. Richte dich mit jeder Einatmung ein Stück weiter auf. (Bild 2)

5. Löse mit angespannter Bauch- und Beckenmuskulatur, komm wieder in Stockhaltung, spüre nach. Wiederhole auf der rechten Seite.

Weiter geht's auf der nächsten Seite.

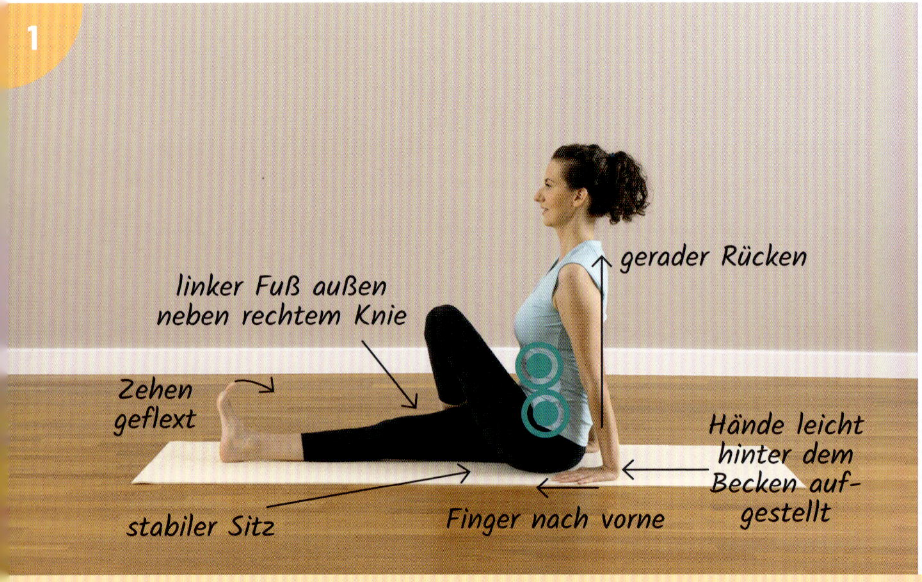

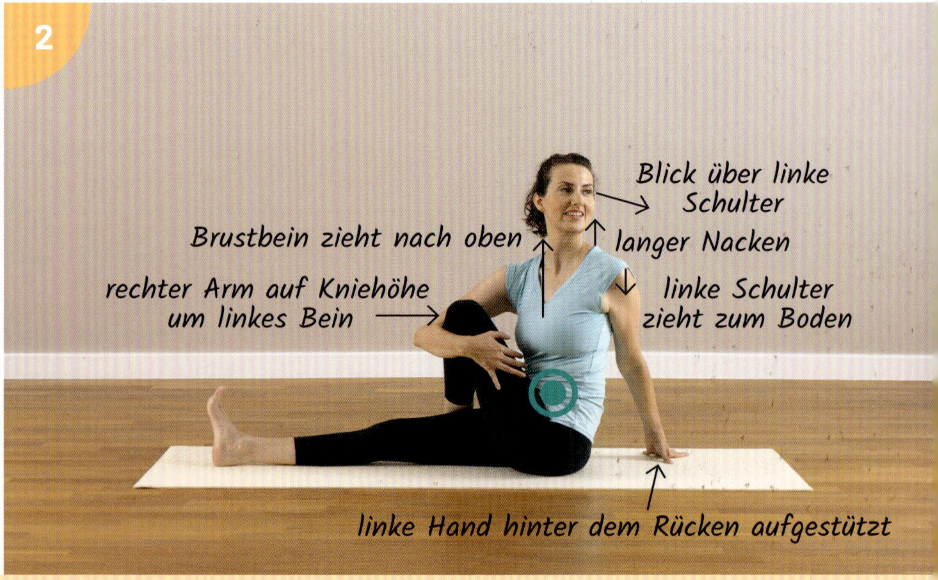

→ *Tipp:* Zur Erleichterung kann du dir eine gefaltete Decke unter die Sitzknochen legen. Damit kippst du dein Becken leicht nach vorne und kannst besser und länger in einer aufrechten Position sitzen.

6. Dehne deinen Nacken, indem du den Kopf erst zur einen, dann zur anderen Seite neigst und leicht drehst. Sage in Gedanken dazu ein „nein“. (Bild 1)

7. Wiederhole 5-mal auf beiden Seiten.

8. Kreise nun noch einmal mit den Hüften wie in Schritt 2. Vergrößere dabei die Bewegung deiner Wirbelsäule.

9. Stoppe die Hüftbewegungen, atme ein und blicke ausatmend über die rechte Schulter nach hinten. (Bild 2)

10. Komm einatmend wieder zurück und blicke ausatmend über die linke Schulter nach hinten.

11. Dein Becken bleibt dabei stabil im Zentrum. 5 Wiederholungen.

12. Kehre in den neutralen Vierfüßlerstand zurück.

Weiter geht's auf der nächsten Seite.

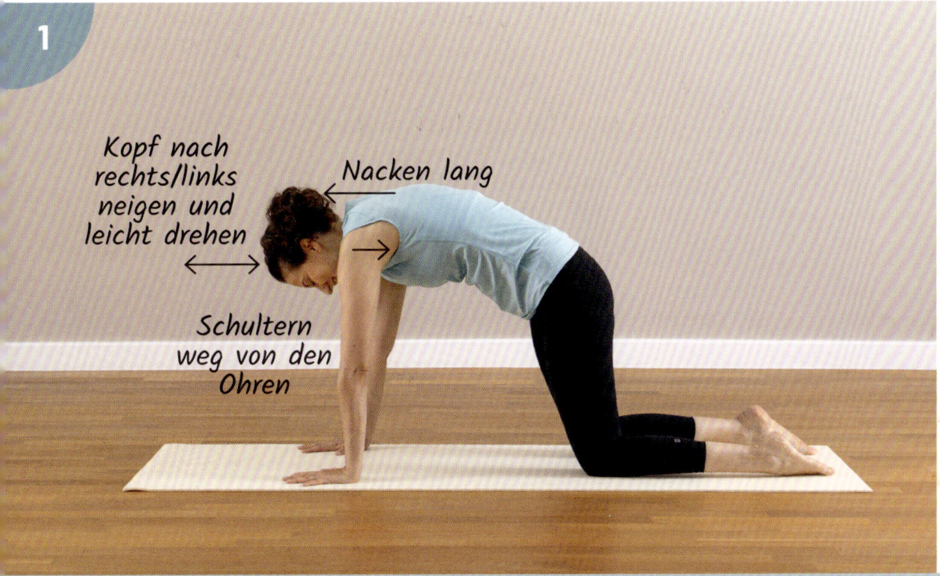
1
Kopf nach rechts/links neigen und leicht drehen
Nacken lang
Schultern weg von den Ohren

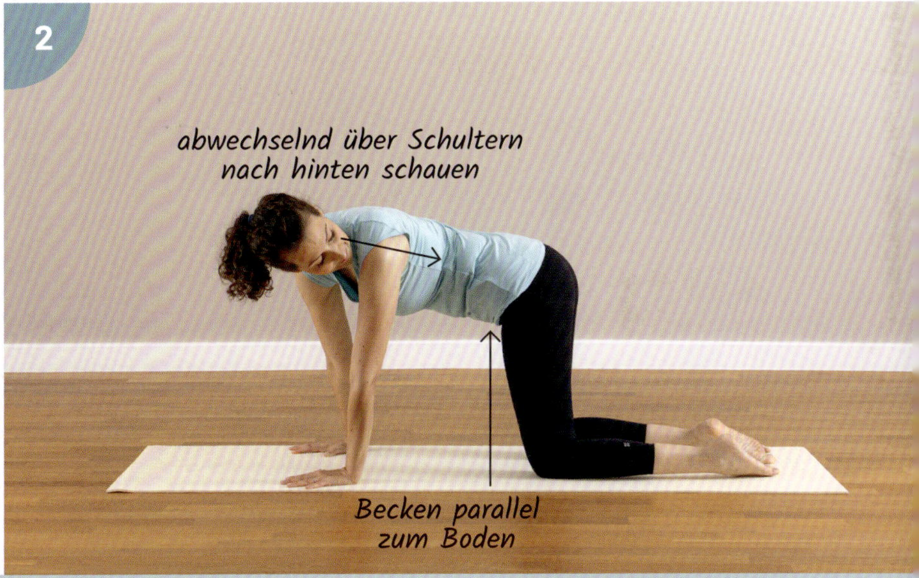
2
abwechselnd über Schultern nach hinten schauen
Becken parallel zum Boden

→ *Tipp:* Gewöhne dir an, auch auf deinem Bürostuhl immer mal wieder für einen Moment die Augen zu schließen, dein Becken auf der Unterlage und deine Füße auf dem Boden zu spüren, die Hände auf deine Oberschenkel oder den Schreibtisch zu legen und deine Wirbelsäule intuitiv durchzubewegen. Dein Atem fließt gleichmäßig und passt sich den Bewegungen an.

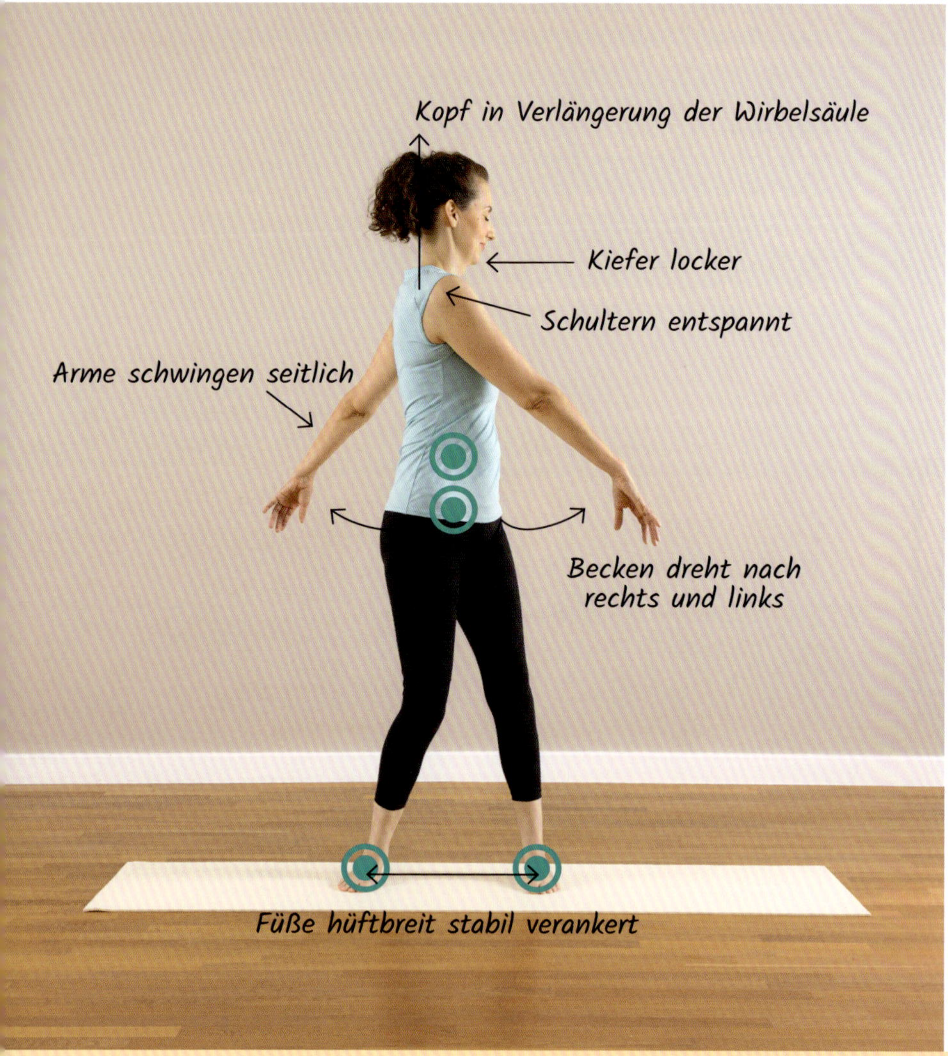
Kopf in Verlängerung der Wirbelsäule
Kiefer locker
Schultern entspannt
Arme schwingen seitlich
Becken dreht nach rechts und links
Füße hüftbreit stabil verankert

Relax-Flow für Gestresste

Fliegende Fische

1. Stelle dich an den Anfang deiner Matte in die Bergposition. Dein Blick sucht sich vor dir einen Fixpunkt. Spanne Fuß-, Bauch- und Beckenmuskulatur an.
2. Bewege nun dein Becken sanft nach rechts und links. Lass deine Arme dabei leicht mitschwingen.
3. Vergrößere deine Beckendrehungen und Armschwingungen in deinem Rhythmus; variiere: schneller, noch größer, andere Drehrichtung. Gib dich ganz deiner Bewegung hin, lass deinen Atem fließen, schließe auf Wunsch die Augen. (Bild) Lass die Fische fliegen und schüttle deinen Stress einfach ab!
4. Nach einigen Minuten verkleinerst du deine Bewegungen wieder, lässt dich ausschwingen, kommst zum Stehen. Spüre nach. Wie geht es dir jetzt?

→ *Tipp:* Lass dabei gerne deine Lieblingsmusik laufen und starte so gut gelaunt in den Tag oder schüttle zwischendurch Ärger ab. Bei ausreichend Platz auch neben dem Schreibtisch geeignet.

Weiter geht's auf der nächsten Seite.

Bei Nervosität und großer Anspannung. Mit diesem Flow machst du dich erst mal richtig locker und lässt den Stress davonfliegen, bevor du die nervenstärkende und ausgleichende Wirkung des halben Drehsitzes genießt. Zum Schluss darfst du dich nochmal kurz selbst umarmen, bis du gestärkt in deinen Alltag zurückkehrst.

Katze & Kuh

1. Atme ein und wölbe für den **Katzenbuckel** ausatmend den oberen Rücken langsam Wirbel für Wirbel Richtung Decke.
2. Der Kopf sinkt nach unten und der Nacken bleibt lang. Der Blick geht Richtung Nabel, welcher nach innen zieht. (Bild 1)
3. Richte dein Becken ausatmend wieder auf und komm zurück in den Vierfüßlerstand.
4. Rolle nun deinen Rücken Wirbel für Wirbel nach unten in ein leichtes Hohlkreuz, die **Kuh**. Ziehe Brustkorb und Po nach oben. (Bild 2)
5. Der Blick geht nach vorne, der Nacken wird lang und die Schultern ziehen weg von den Ohren. Entspanne dich.
6. Führe die Katze-Kuh-Bewegungen in deinem Atemrhythmus 10–15-mal fort, sodass sie immer fließender und harmonischer werden.

Weiter geht's auf der nächsten Seite.

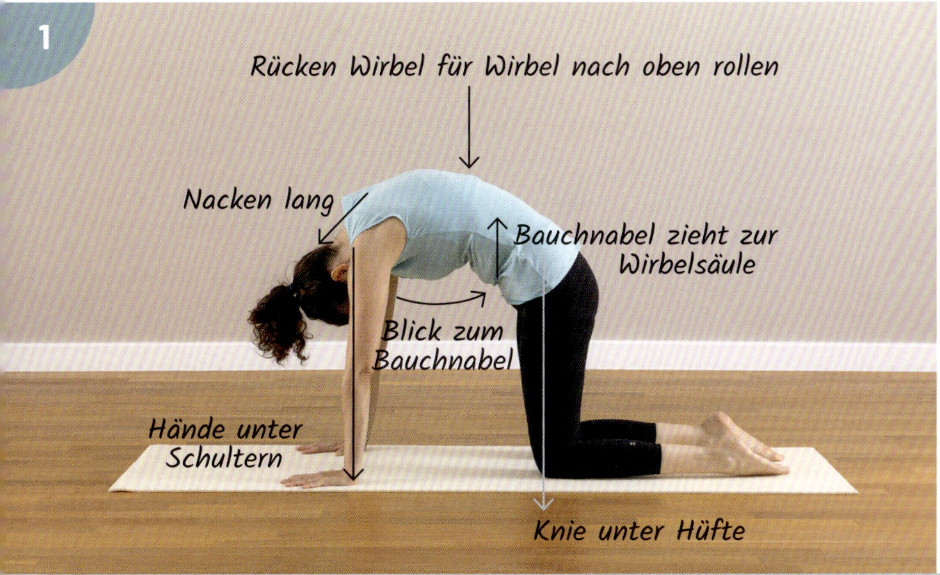
1
Rücken Wirbel für Wirbel nach oben rollen
Nacken lang
Bauchnabel zieht zur Wirbelsäule
Blick zum Bauchnabel
Hände unter Schultern
Knie unter Hüfte

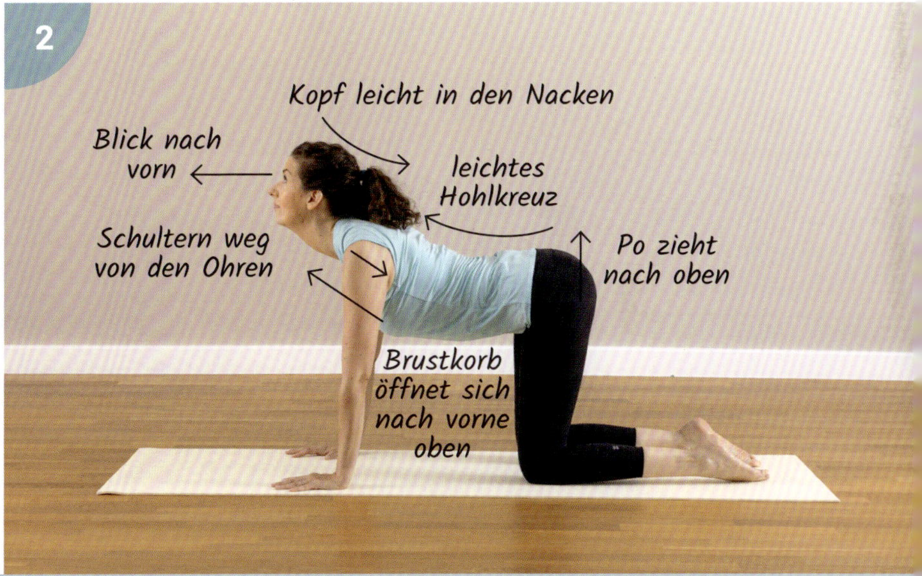
2
Kopf leicht in den Nacken
Blick nach vorn
leichtes Hohlkreuz
Schultern weg von den Ohren
Po zieht nach oben
Brustkorb öffnet sich nach vorne oben

Bei Stress, Anspannung und Nervosität

Stress haben leider die meisten von uns. Und zwar nicht zu knapp. Was tun, wenn man manchmal am liebsten einfach nur noch davonlaufen möchte? Oder die Nervosität vor einem wichtigen Telefonat oder einer Prüfung nicht in den Griff bekommt? Auch hier gibt es hilfreiche Yoga-Flows, mit denen du im akuten Fall den Stress kurz vergessen und deinen Körper und Geist entspannen kannst.

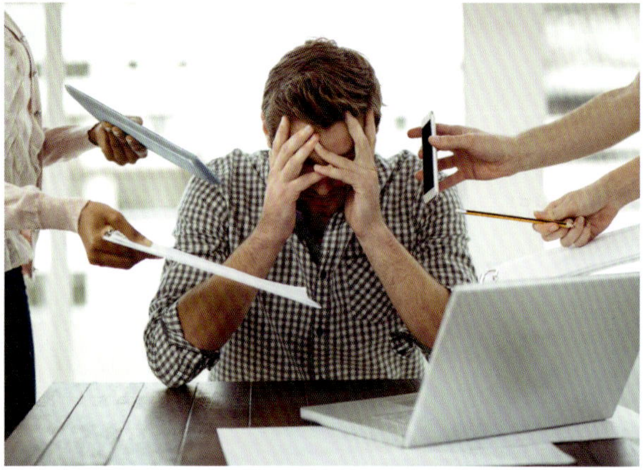

Darüber hinaus findest du in diesem Kapitel eine Reihe einfacher Atem-Übungen und Meditationen. Diese sind im SOS-Fall, aber auch vorbeugend geeignet. Dein Atem ist dein stärkster Verbündeter gegen den Stress! Starte regelmäßig mit einer kleinen Atemübung in den Tag, beende ihn mit einer kurzen Meditation, und du wirst insgesamt dauerhaft ausgeglichener sein. Wenn es anfangs nicht klappt und die Gedanken wandern: Das ist nicht wichtig, lass die Gedanken ziehen und komm in deine Meditation zurück. Starte mit kurzen Einheiten und verlängere nach Gefallen und Bedarf. Genieße die Ruhe im Kopf, konzentriere dich auf Atmung und Haltung. Du hast dir diese Pausen verdient!

Tipp für den Alltag:

Auch Achtsamkeit kann dir helfen, Stress zu reduzieren und gelassener zu werden. Als kleinen Einstieg findest du hier die wichtigsten mentalen Haltungen der Achtsamkeit:

Neugierig sein: auch Bekanntes neu und frisch wahrnehmen, Sinneseindrücke bewusst spüren, offenen Auges durch die Welt gehen

Wertfrei wahrnehmen: Dinge oder Menschen, die dir begegnen, nicht sofort in Schubladen stecken, sondern einfach existieren lassen

Annehmen: Dinge so annehmen, wie sie sind, ohne sie ändern zu wollen

Loslassen können: Gedanken, die uns blockieren, an denen wir uns festbeißen, ziehen lassen

Bei sich selbst sein: sich im Augenblick wohlfühlen – genau dort, wo man gerade ist

In sich ruhen: gelassen bleiben, sich in Geduld üben, sich nicht stressen lassen

Auf sich selbst hören: die Dinge selbst entscheiden, auf das Bauchgefühl und Signale des Körpers achten

Sich liebevoll um sich selbst und andere kümmern: sich und andere so annehmen, wie wir sind; uns und anderen etwas Gutes tun

Gestreckte Kindspose

1. Komm zurück in den Vierfüßlerstand. Schließe die Oberschenkel und lass dein Becken nach hinten auf die Fersen sinken. Der Fußspann liegt auf der Matte. (Bild 1)
2. Lass Oberkörper und Stirn ausatmend nach vorne Richtung Boden gleiten. Die Knie bleiben geschlossen. Lege dir bei Bedarf eine gefaltete Decke auf die Oberschenkel oder unter die Stirn.
3. Laufe mit deinen Armen und gespreizten Fingern nach vorne und verlängere so Wirbelsäule und Nacken. (Bild 2)
4. Schließe die Augen und spüre nach. Atme ruhig, gleichmäßig und bewusst in den Rücken.
5. Spüre die Ausdehnung deines Rückens mit jeder Einatmung und die Absenkung mit jeder Ausatmung.
6. Massiere so mit deiner Atmung deinen Rücken für etwa 2 Minuten.

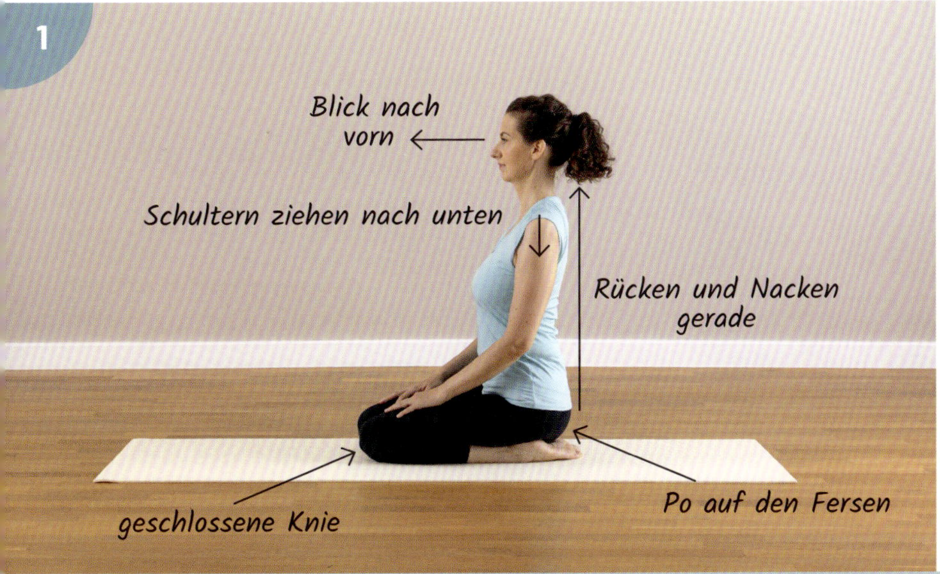
1
Blick nach vorn
Schultern ziehen nach unten
Rücken und Nacken gerade
geschlossene Knie
Po auf den Fersen

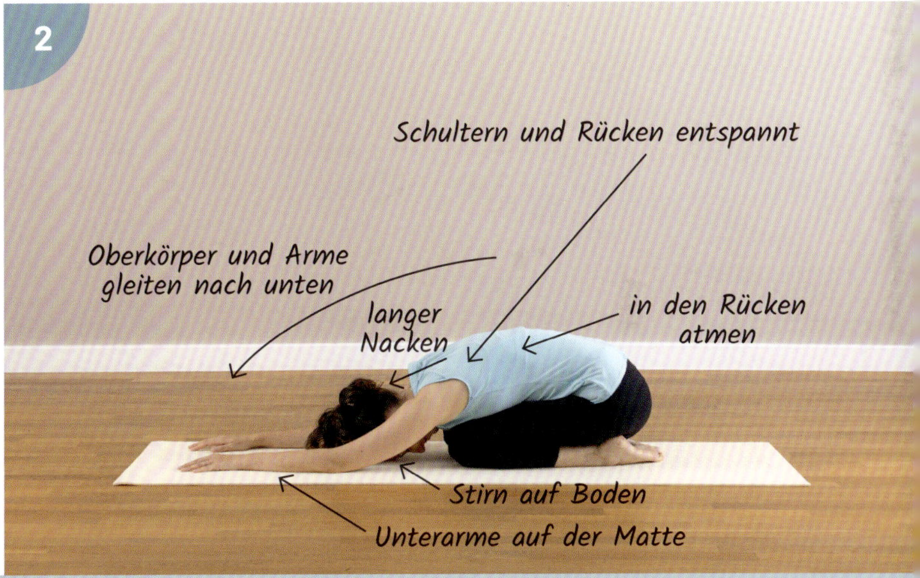

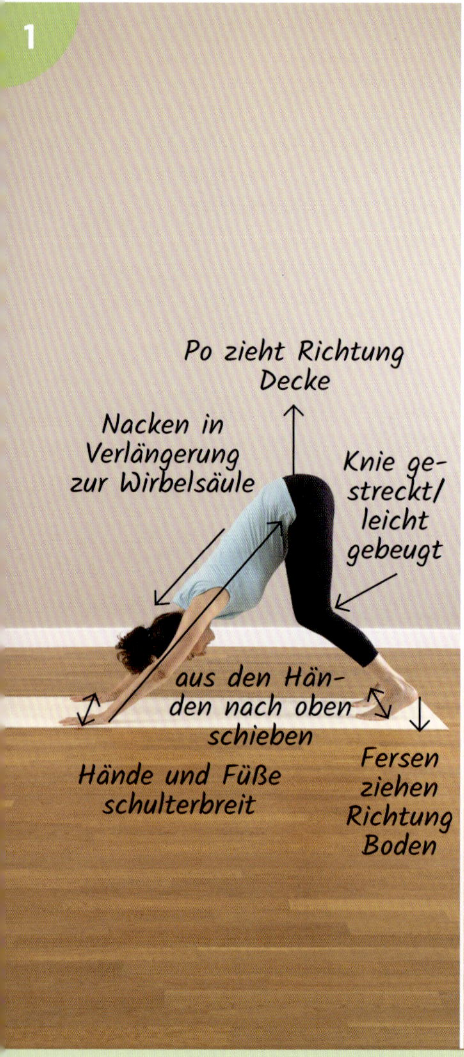

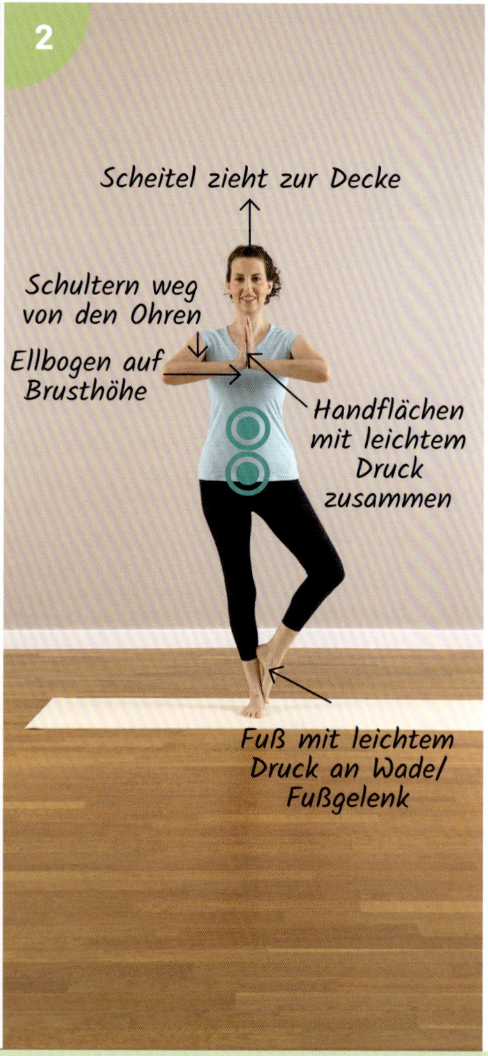

Herabschauender Hund

1. Stelle deine Handflächen zwei Handbreit vor dir auf und stelle mit der nächsten Ausatmung beide Beine eine Schrittlänge nach hinten in den **Herabschauenden Hund.**
2. Deine Fersen ruhen, wenn möglich, auf dem Boden, ansonsten bleibst du auf dem Vorderfuß. Lass gerne deine Knie leicht gebeugt. Den Kopf entspannt hängen lassen, der Blick geht Richtung Knie. (Bild 1) Nimm 5 tiefe Atemzüge.

Baum

1. Laufe mit deinen Händen zu deinen Füßen an das Mattenende und komme in den aufrechten Stand.
2. Verlagere dein Gewicht auf dein linkes Bein und lege deinen rechten Fußspann ausatmend mit leichtem Druck an der linken Wade ab für eine einfache **Baum-Position**.
3. Bringe einatmend deine Hände vor der Brust zusammen. (Bild 2) Alternativ die Arme über die Seite heben und die Hände über dem Kopf zusammenbringen.
4. Halte den Baum für 5–10 fließende Atemzüge. Komm zurück in die Bergpose, spüre nach.
5. Wiederhole den gesamten Flow mit der anderen Seite.

→ *Tipp:* Führe die Position des Baums anfangs seitlich an einer Wand durch oder lehne dich mit dem Rücken an die Wand. Ganzkörperspannung hilft der Balance. Fixiere einen festen Punkt. Fortgeschrittene legen den Fuß hoch an der gegenüberliegenden Oberschenkelinnenseite ab (**nicht** am Knie!).

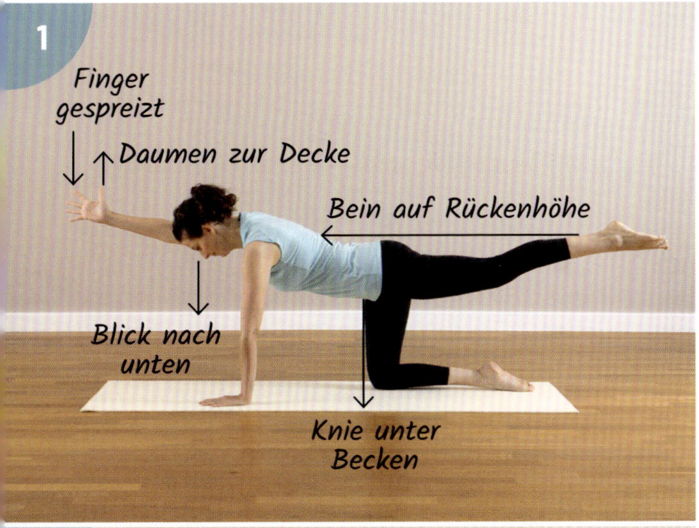
1
Finger gespreizt
Daumen zur Decke
Bein auf Rückenhöhe
Blick nach unten
Knie unter Becken

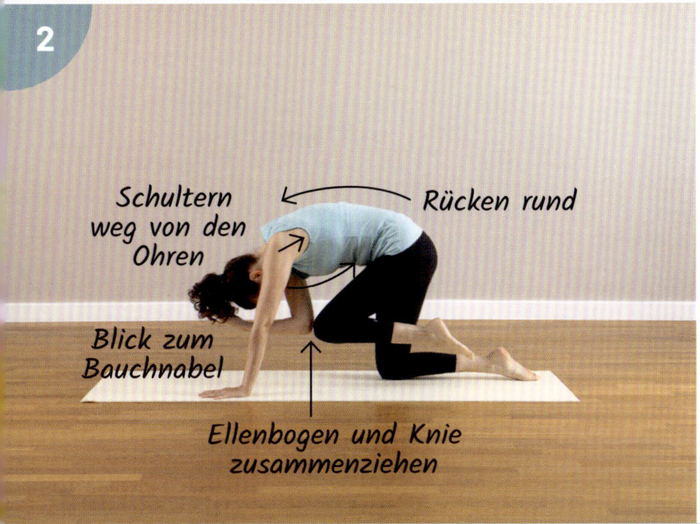
2
Schultern weg von den Ohren
Rücken rund
Blick zum Bauchnabel
Ellenbogen und Knie zusammenziehen

Rücken in Balance

Gestreckte & bewegte Katze

1. Komm in den Vierfüßlerstand. Der Fußspann liegt flach am Boden.
2. Die Knie befinden sich hüftbreit unter dem Becken. Der Blick geht nach unten, der Nacken wird lang und die Schultern ziehen weg von den Ohren. Atme durch die Nase ein und durch den Mund aus. Entspanne dich.
3. Strecke mit der nächsten Einatmung in Verlängerung deiner Wirbelsäule den rechten Arm nach vorne und das linke Bein nach hinten in die **gestreckte Katze**. Die Finger der rechten Hand sind aktiv und zeigen gespreizt nach vorne, der Daumen zeigt zur Decke. (Bild 1)
4. Nun ziehe ausatmend den rechten Ellbogen und das linke Knie zusammen für die **bewegte Katze**. Mache einen Katzenbuckel. Deine Bauchmuskeln sind aktiv. Halte für einen Moment in einer Atempause inne. (Bild 2)
5. Komm ausatmend in den Vierfüßlerstand zurück. Führe die Übung zur anderen Seite aus.
6. Wiederhole nun die Übung in einem fließenden Wechsel aus Strecken in der Einatmung und Zusammenziehen in der Ausatmung für etwa 2 Minuten.
7. Kehre ausatmend in den neutralen Vierfüßlerstand zurück. Spüre 2 tiefe, fließende Atemzüge lang nach, wie sich dein Rücken anfühlt.

Weiter geht's auf der nächsten Seite.

Bei Schmerzen im unteren Rücken. *Diese Yoga-Übung kräftigt und dehnt deinen Rücken besonders im unteren Bereich. Schultern und Gesäß werden gefestigt. Die Päckchenhaltung zum Abschluss entspannt und massiert den unteren Rücken.*

Vorbeugen

1. Atme ein und beuge dich ausatmend mit geradem Rücken nach vorne in die **halbe Vorbeuge**. Dein Kopf ist in Verlängerung der Wirbelsäule, dein Blick Richtung Boden.
2. Deine Finger ziehen Richtung Boden, die Beine sind gestreckt oder die Knie leicht gebeugt. Nimm 5–10 tiefe Atemzüge. (Bild 1)
3. Atme ein und tauche ausatmend in die **tiefe ganze Vorbeuge** ab. Lass den Oberkörper fallen. Führe deine Fingerspitzen so weit wie möglich nach unten, bis sie den Boden berühren. (Bild 2)
4. Nimm 5–10 tiefe Atemzüge, dann komm zurück in die halbe Vorbeuge.

Weiter geht's auf der nächsten Seite.

1

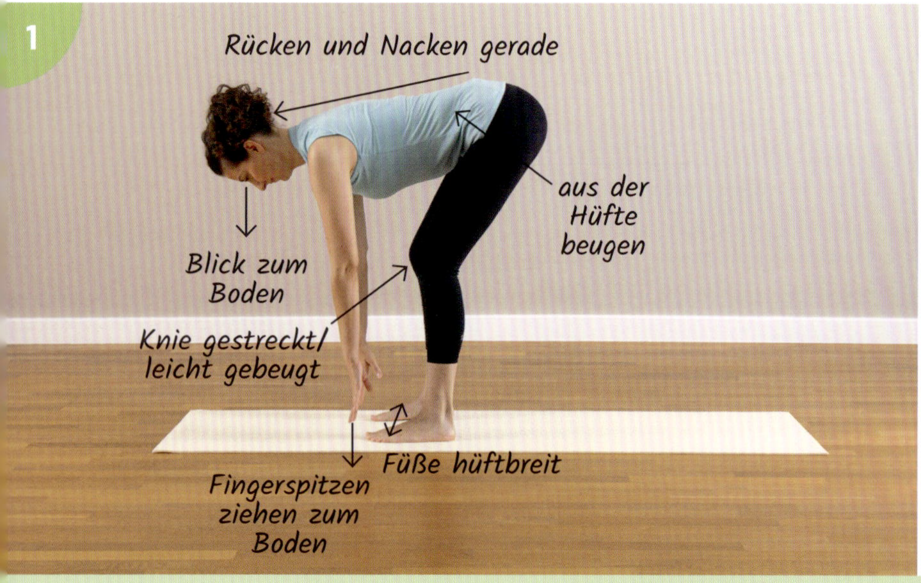
Rücken und Nacken gerade
aus der Hüfte beugen
Blick zum Boden
Knie gestreckt/ leicht gebeugt
Füße hüftbreit
Fingerspitzen ziehen zum Boden

2

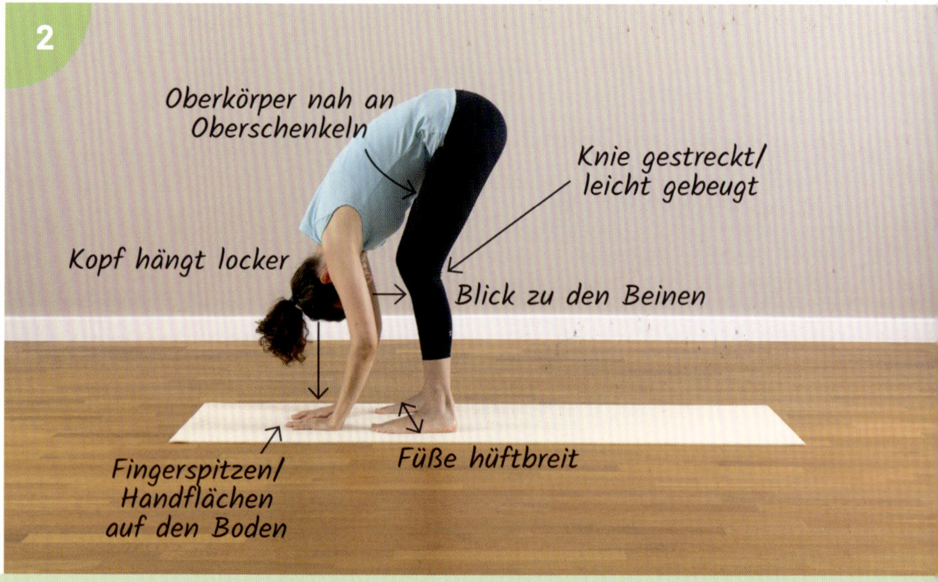
Oberkörper nah an Oberschenkeln
Knie gestreckt/ leicht gebeugt
Kopf hängt locker
Blick zu den Beinen
Füße hüftbreit
Fingerspitzen/ Handflächen auf den Boden

Kobra

1. Lege dich bäuchlings auf deine Matte. Deine Stirn liegt auf deinen übereinandergelegten Händen. Deine Füße sind hüftbreit auseinander.
2. Setze deine angewinkelten Arme einatmend neben deine Brust und atme aus. Die Finger sind gespreizt, die Ellbogen eng am Körper, die Schulter ziehen Richtung Po. (Bild 1)
3. Deine Füße drücken mit dem Fußspann in die Unterlage.
4. Drücke einatmend deinen Oberkörper nach oben. Bauch, Hüfte, Po und Oberschenkel sind angespannt und bilden eine Linie. Dein Nacken ist lang, die Schultern ziehen nach unten. Strecke Brust und Herz wie eine stolze Kobra nach vorn und oben.
5. Fixiere ausatmend einen Punkt vor dir. Atme ruhig weiter. Halte die Position für 5–10 Atemzüge. (Bild 2)
6. Senke dich wieder auf der Matte ab und spüre nach. Wiederhole die Übung in deinem Atemrhythmus 3-mal.

Weiter geht's auf der nächsten Seite.

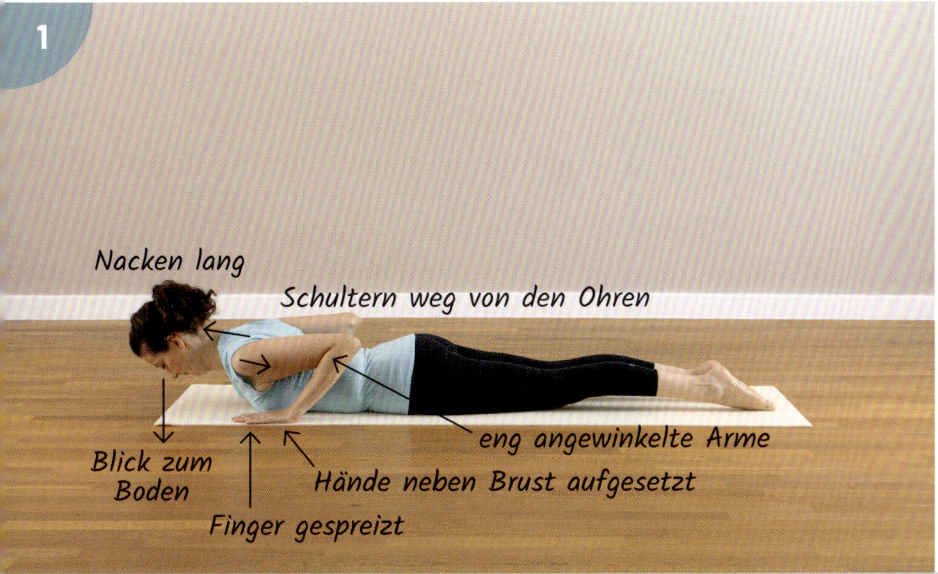

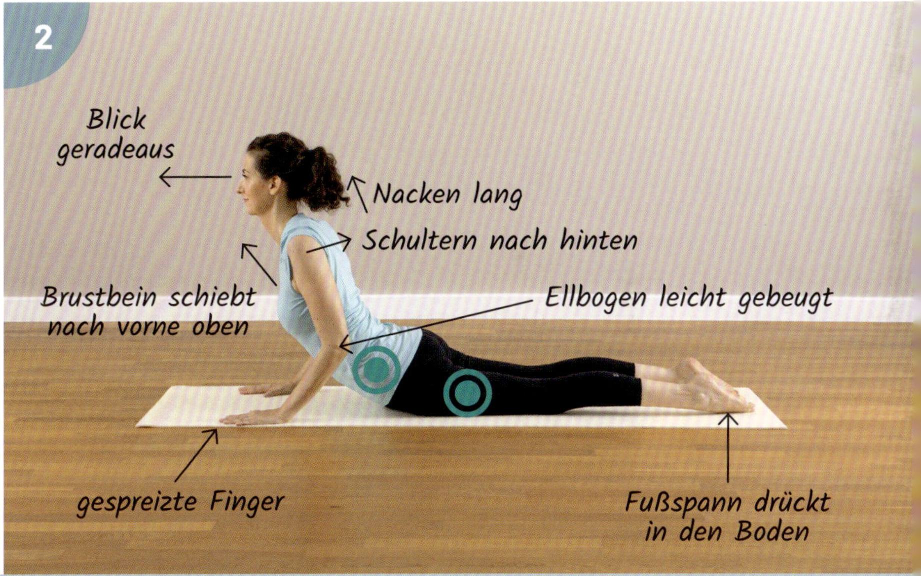
2
Blick geradeaus
Nacken lang
Schultern nach hinten
Brustbein schiebt nach vorne oben
Ellbogen leicht gebeugt
gespreizte Finger
Fußspann drückt in den Boden

→ *Tipp:* Die Kraft kommt aus der Brustwirbelsäule, nicht aus den Armen oder dem unteren Rücken. Lege dir bei Bedarf eine gefaltete Decke unter dein Becken, falls deine Beckenknochen in die Matte drücken. Führe diese Übung nicht aus, wenn du schwanger bist.

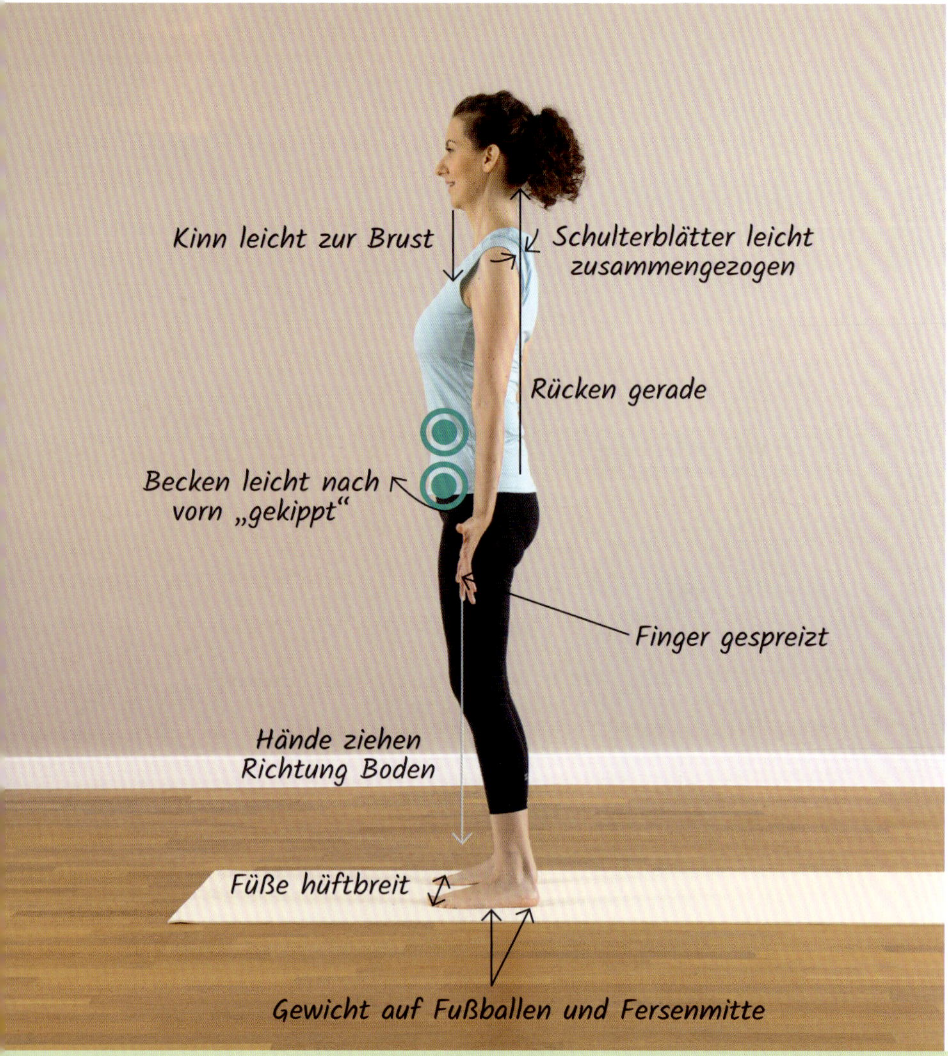

Schlaf-gut-Flow

Berg

1. Stelle dich gerade aufgerichtet an den Anfang deiner Yogamatte. Deine Füße stehen hüftbreit nebeneinander. Dein Gewicht ruht auf den Fußballen und mittig auf den Fersen.
2. Deine Finger zeigen Richtung Boden und sind leicht gespannt.
3. Die Schultern sind entspannt, die Schulterblätter ein wenig aneinandergezogen. Dadurch weitet sich dein Brustkorb und du kannst tiefer und freier atmen.
4. Aktiviere Bauch- und Beckenbodenmuskulatur. Dein Becken ist leicht nach vorn „gekippt“, das Kinn ein wenig nach unten geneigt.
5. Konzentriere dich auf die Atmung. Nimm 10 tiefe Atemzüge.

Weiter geht's auf der nächsten Seite.

Bei innerer Unruhe und Einschlafproblemen. Dieser Flow hilft dir, abends runterzukommen und zu entspannen. Beschließe den Tag, komm in äußere und innere Balance, nimm an, was war, nimm alles Schöne mit in den Schlaf und lass den Rest ziehen. Gute Nacht!

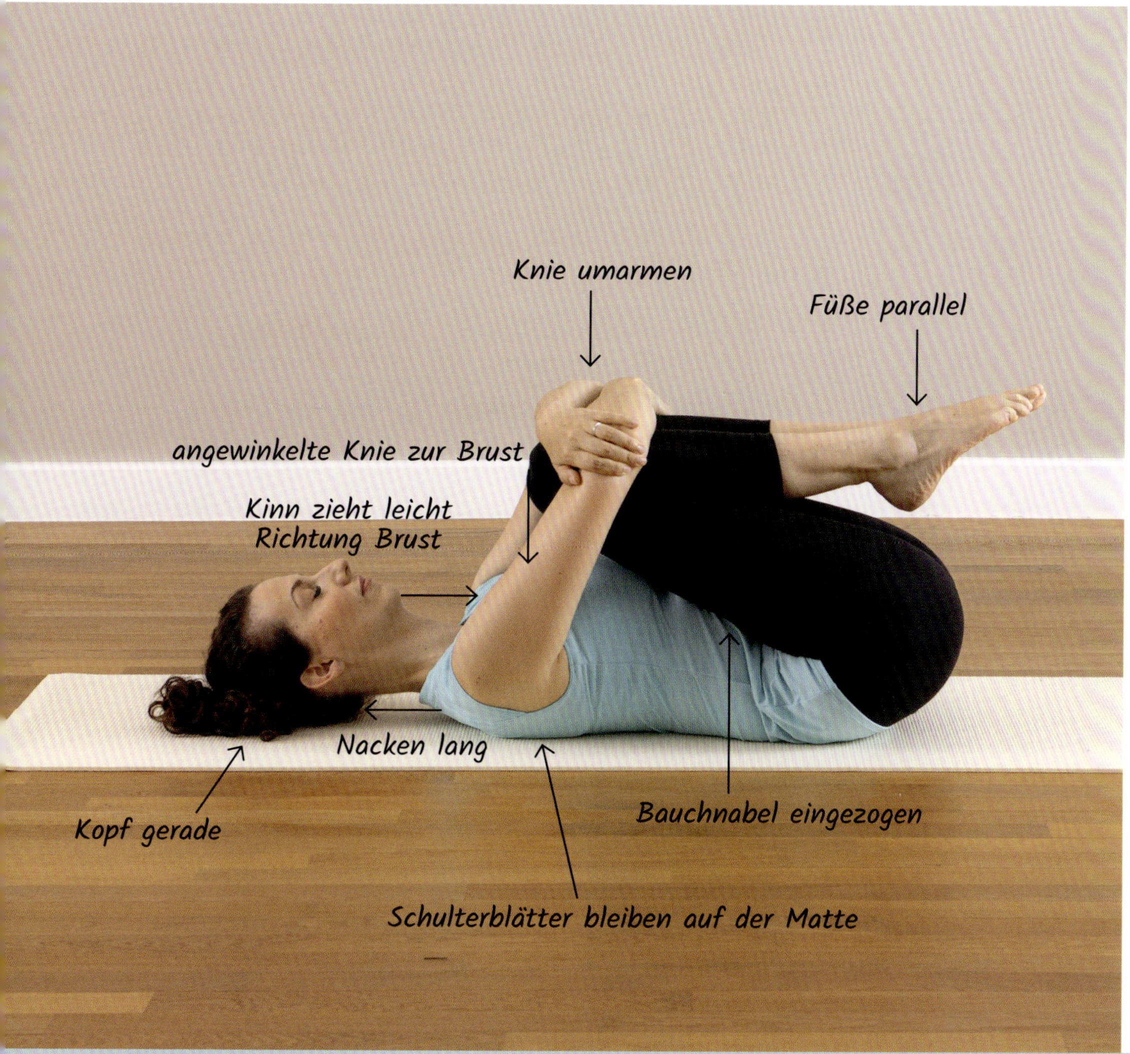

Apanasana – Die Päckchenhaltung

1. Dreh dich auf den Rücken. Schließ die Augen. Atme. Spüre die Matte unter dir.
2. Schiebe deine Wirbelsäule einatmend leicht in die Unterlage. Zieh dein Kinn ausatmend sanft zur Brust und verlängere deinen Nacken.
3. Ziehe nun ausatmend deine angewinkelten Knie zur Brust und deinen Bauchnabel ein, umfasse deine Knie mit Händen oder Armen – kompakt wie ein Päckchen. (Bild)
4. Mit jedem Atemzug sinken deine Knie ein Stück weiter Richtung Brust. Gesichtsmuskeln, Kiefer und Zunge sind entspannt. Schenke dir ein inneres und äußeres Lächeln.
5. Schaukle leicht auf deinem unteren Rücken hin und her und massiere so mit jeder Ein- und Ausatmung sanft deinen Rücken für ca. 5–10 Atemzüge.

→ *Tipp:* Lege dir bei Bedarf eine gefaltete Decke bereit, falls du zu frieren beginnst. Falls nötig, lege dir eine zweite Decke zwischen Kopf und Schultern, um deine Halswirbelsäule zu schützen. Achtung: Die Übung ist nicht während der Schwangerschaft oder bei starken Knieschmerzen geeignet.

Krieger II

1. Drehe nun Oberkörper und Hüfte nach links und strecke deine Arme gerade nach vorne und hinten aus. Dein Blick geht über den rechten Mittelfinger. Entspanne mit einem Lächeln – und sinke mit der Hüfte noch etwas tiefer. (Bild 1)
2. Halte den **Krieger II** für 5–10 fließende Atemzüge.

Krieger III

1. Verlagere nun einatmend das Gewicht auf dein vorderes rechtes Bein, spanne Bauch- und Beckenmuskulatur an, ziehe dich mit dem vorderen Arm ausatmend nach vorne und hebe dein hinteres Bein parallel zum Boden.
2. Führe den hinteren Arm gestreckt nach vorne, sodass beide Arme parallel sind. Dein Blick fixiert einen Punkt auf dem Boden. Halte den **Krieger III** für 5–10 Atemzüge. (Bild 2)
3. Löse, indem du mit Körperspannung zurück in die **Bergpose** kommst. Spüre nach.
4. Wiederhole den gesamten Krieger-Flow auf der anderen Körperseite. Stelle dir dabei vor, wie die kraftvollen Posen dir neue Energie schenken!

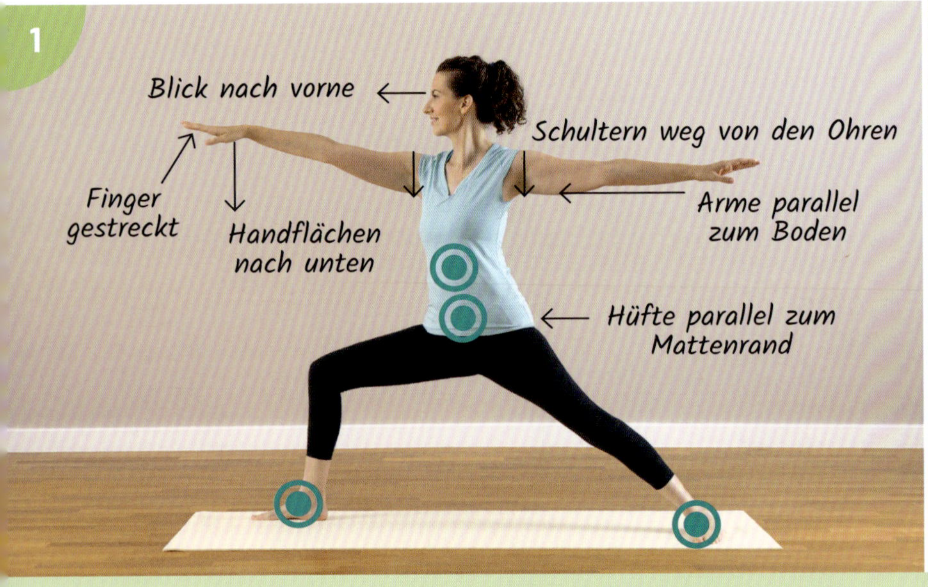
1
Blick nach vorne
Schultern weg von den Ohren
Finger gestreckt
Handflächen nach unten
Arme parallel zum Boden
Hüfte parallel zum Mattenrand

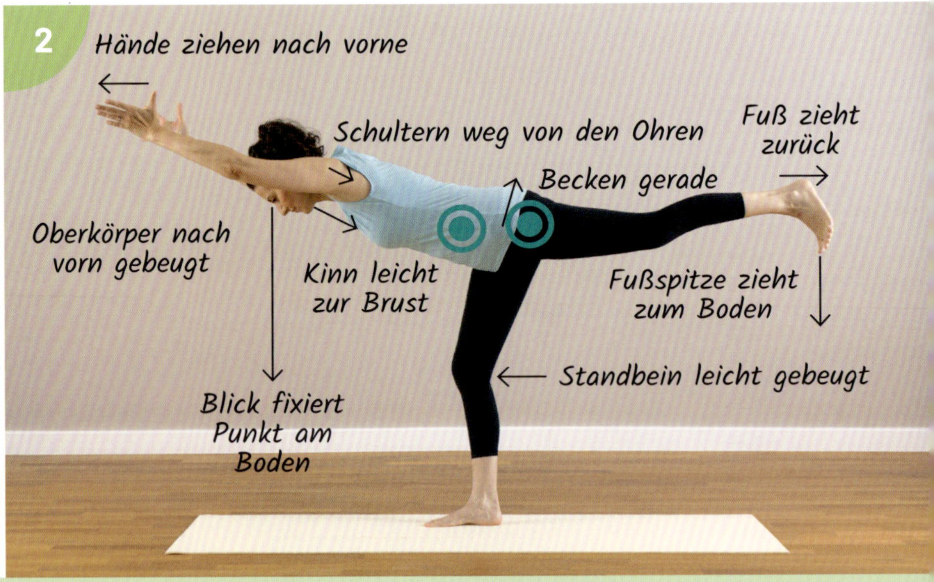
2
Hände ziehen nach vorne
Schultern weg von den Ohren
Fuß zieht zurück
Becken gerade
Oberkörper nach vorn gebeugt
Kinn leicht zur Brust
Fußspitze zieht zum Boden
Standbein leicht gebeugt
Blick fixiert Punkt am Boden

→ *Tipp:* Bei Gleichgewichtsproblemen den Fußabstand leicht verkürzen und an einer Wand abstützen.

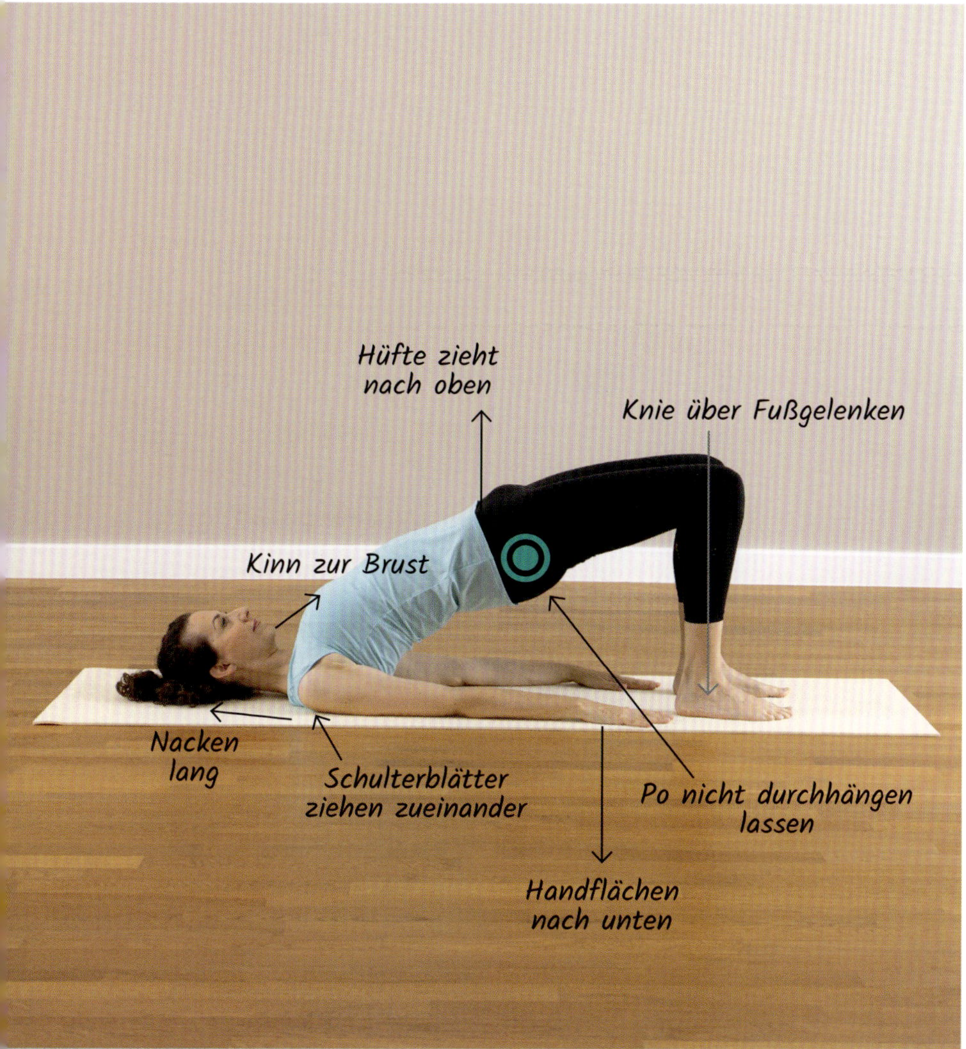
Hüfte zieht
nach oben
Knie über Fußgelenken
Kinn zur Brust
Nacken
lang
Schulterblätter
ziehen zueinander
Po nicht durchhängen
lassen
Handflächen
nach unten

Nacken-Rücken-Kräftigung

Schulterbrücke

1. Komm in Rückenlage, stelle deine Beine auf und ziehe deine Fersen so nah wie möglich an deinen Po. Deine ausgestreckten Hände berühren deine Fersen.

2. Atme ein und drücke dein Becken mit deiner angespannten Gesäßmuskulatur langsam nach oben. Rolle ausatmend deine Wirbelsäule Wirbel für Wirbel von der Matte ab. (Bild)

3. Schiebe dein Becken weiter Richtung Decke und spüre die Dehnung deiner Brustmuskulatur und deines Nackens. Lockere deinen Kiefer und nimm 5–10 tiefe Atemzüge.

4. Atme ein und rolle deine Wirbelsäule ausatmend Wirbel für Wirbel wieder zurück und spüre nach.

→ *Tipp:* Willst du etwas mehr, drücke im Atemrhythmus einen kleinen Ball zwischen deinen Oberschenkeln zusammen. Dies ist auch ein gutes Beckenbodentraining.

Weiter geht's auf der nächsten Seite.

Bei Schmerzen im oberen Rücken und Nacken. *Dieser Flow kräftigt die Hals- und Brustwirbelsäule und Nackenmuskulatur, dehnt deinen gesamten Rücken sanft durch und beugt einem Rundrücken vor. Ganz nebenbei wird der Beckenboden, der so wichtig für eine gesunde Körperhaltung ist, gestärkt.*

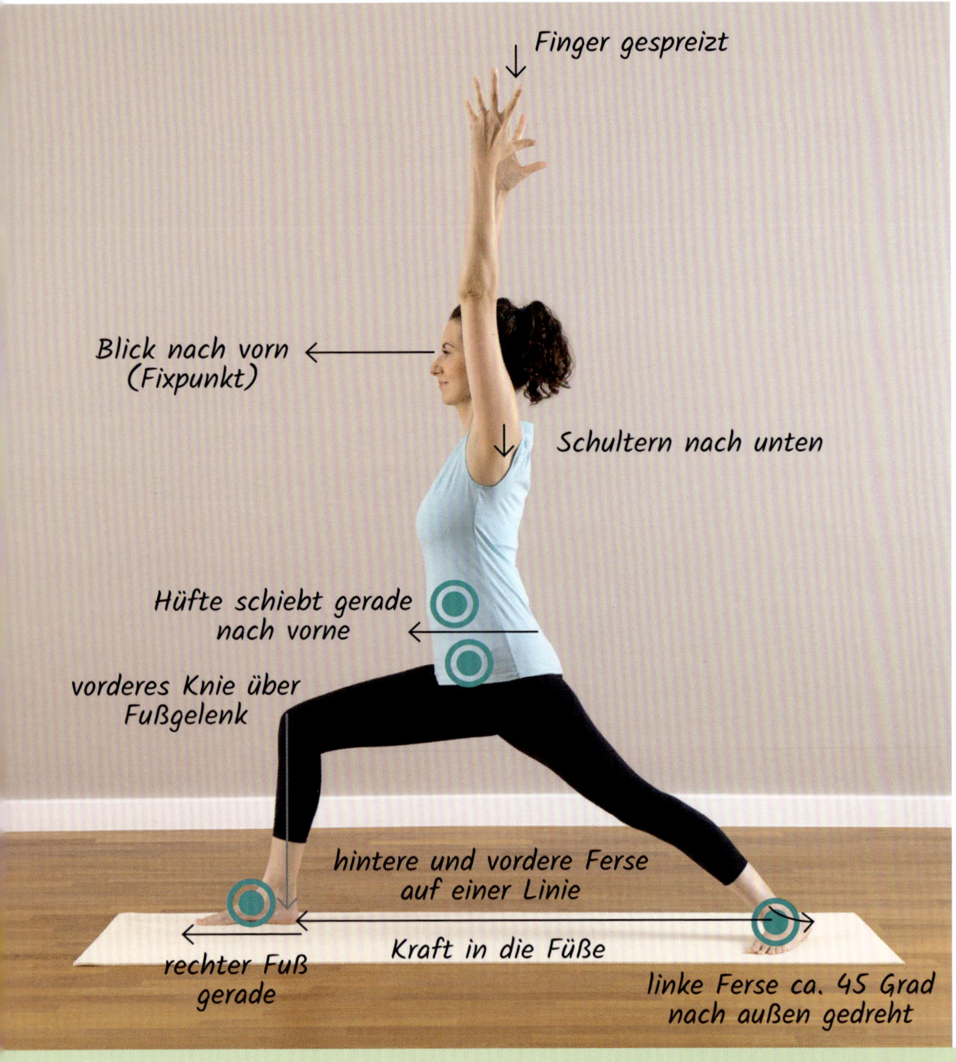
Finger gespreizt
Blick nach vorn (Fixpunkt)
Schultern nach unten
Hüfte schiebt gerade nach vorne
vorderes Knie über Fußgelenk
hintere und vordere Ferse auf einer Linie
rechter Fuß gerade
Kraft in die Füße
linke Ferse ca. 45 Grad nach außen gedreht

Anti-Durchhänger-Flow

Krieger I

1. Atme in Bergpose ein, gibt Kraft und Spannung in Bauch, Becken und Füße und setze ausatmend den linken Fuß einen großen Schritt nach hinten. Deine linke Ferse dreht ca. 45 Grad nach außen, der rechte Fuß bleibt gerade.

2. Atme ein und beuge ausatmend das rechte Bein in einem 90-Grad-Winkel, das Knie steht über der Ferse. Atme.

3. Führe die Arme mit der nächsten Einatmung gestreckt über den Kopf. Deine Handflächen zeigen zueinander, die Finger sind gespreizt. Dein Blick fixiert einen Punkt, das Kinn zieht leicht zur Brust. Halte die **Krieger-I-Position** für 5–10 Atemzüge. (Bild 1)

Weiter geht's auf der nächsten Seite.

Müdigkeitswehwehchen Flow 2

Bei Mittagstief und plötzlicher Müdigkeit. Die Kriegerposen im Yoga stehen für Stärke, Selbstbewusstsein und Erdung. Der Krieger III ist nicht umsonst auch als „Heldenpose“ bekannt (denk an den fliegenden Superman!). Komm mit diesem Flow aus dem Mittagstief und hol dir frische Energie und Mut für den restlichen Tag.

Krokodil

1. Bleibe in Rückenlage und breite deine Arme seitlich in Schulterhöhe mit nach oben geöffneten Handflächen aus.
2. Aktiviere deine Bauchmuskeln, stelle einatmend beide angewinkelten und geschlossenen Beine mit den Fußsohlen auf die Matte und ziehe sie dicht an den Po. Hebe das Becken und lege es eine Handbreit weiter links ab. (Bild 1)
3. Lass deine Beine ausatmend zur rechten Seite sinken, bis die linke Schulter sich vom Boden lösen will. (Bild 2)
4. Bringe die geschlossenen Beine einatmend mit aktivierten Bauchmuskeln wieder zur Mitte zurück, versetze dein Becken ein Stück nach rechts ...
5. ... und lass deine Beine dann ausatmend ca. 45 Grad nach links sinken; die rechte Schulter zieht Richtung Boden.
6. Wiederhole die Übung in diesem Rhythmus 5–10-mal.

→ *Variante:* Führe jeweils eine leichte Drehung des Kopfes zur Seite durch, indem du deine Beine links ablegst und den Kopf nach rechts (und umgekehrt) drehst. So dehnst du gleichzeitig die Nackenmuskulatur.

Weiter geht's auf der nächsten Seite. ↗

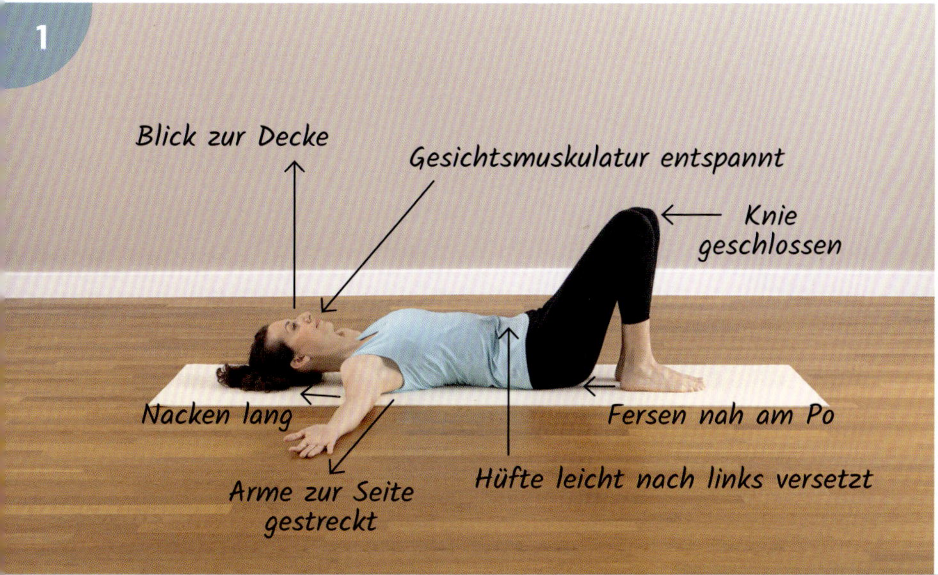
1
Blick zur Decke
Gesichtsmuskulatur entspannt
Knie geschlossen
Nacken lang
Fersen nah am Po
Arme zur Seite gestreckt
Hüfte leicht nach links versetzt

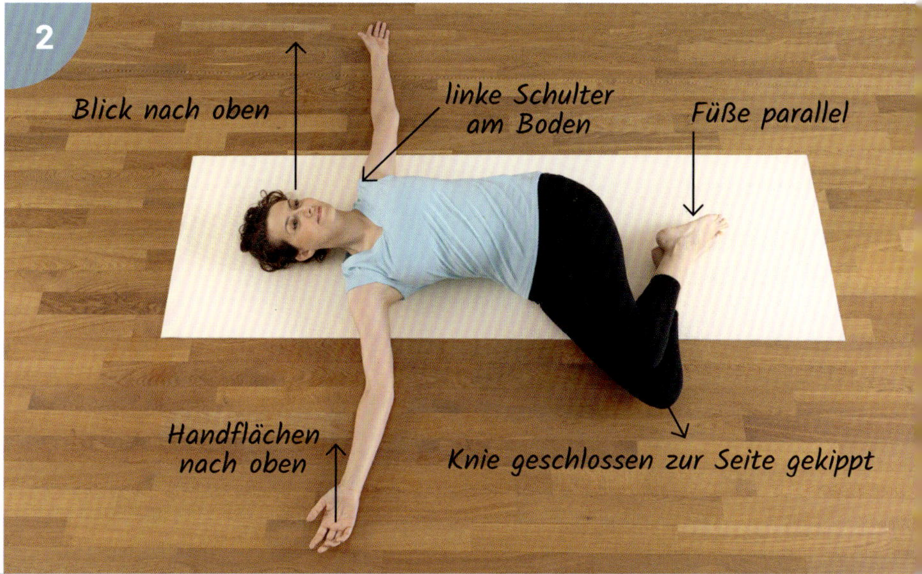
2
Blick nach oben
linke Schulter am Boden
Füße parallel
Handflächen nach oben
Knie geschlossen zur Seite gekippt

→ *Tipp:* Lege dir bei Schmerzen im unteren Rücken eine gefaltete Decke unter den Po, bei Schmerzen im Nacken unter den Nacken. Achte darauf, dass der Nacken gerade bleibt.

Tiefer und hoher Ausfallschritt

1. Atme ein, beuge dich nach vorne und setze beide Hände eine Handbreit vor dir fest auf den Boden.
2. Lass mit der nächsten Ausatmung dein rechtes Bein weit nach hinten gleiten, Knie und Fußspann liegen auf dem Boden. Winkle dein linkes Bein ca. 90 Grad an.
3. Richte deinen Oberkörper einatmend auf und strecke deine Arme aktiv Richtung Decke.
4. Halte den **tiefen Ausfallschritt** für einige Atemzüge, dann komm in eine **leichte Rückbeuge**. Dein Blick sucht die Weite oder deine Fingerspitzen. Atme. Spüre die Stärke, die sich aus dieser Brustöffnung ergibt. (Bild 1)
5. Bring die Hände zum Boden, stelle die Zehen des rechten Fußes auf, atme ein und aus und drücke dich nach oben in den **hohen Ausfallschritt**. (Bild 2)
6. Ziehe das rechte Bein nach vorne in die **ganze Vorbeuge**, dann komme einatmend in die **Bergposition** zurück. Spüre nach.
7. Wiederhole den gesamten Flow von Berg bis Berg mit der anderen Körperseite.

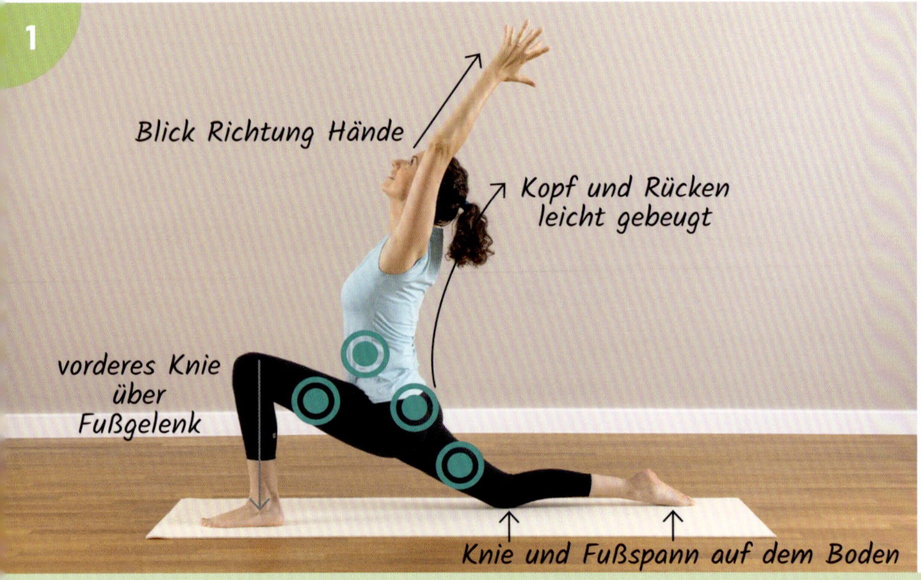
1
Blick Richtung Hände
Kopf und Rücken leicht gebeugt
vorderes Knie über Fußgelenk
Knie und Fußspann auf dem Boden

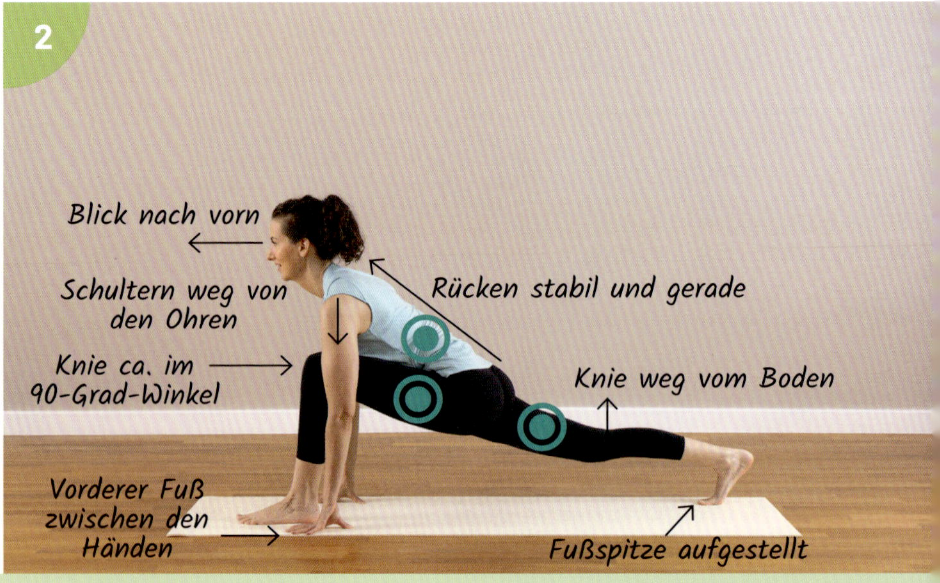
2
Blick nach vorn
Schultern weg von den Ohren
Rücken stabil und gerade
Knie ca. im 90-Grad-Winkel
Knie weg vom Boden
Vorderer Fuß zwischen den Händen
Fußspitze aufgestellt

→ *Tipp:* Lege dir bei Knieschmerzen eine Decke unter dein Knie.

Fisch

1. Strecke dich in Rückenlage auf deiner Matte lang aus. Deine Arme liegen neben dir. Atme ein und drücke deine Fersen in die Matte, strecke die Zehenspitzen, atme aus, spanne Becken und Bauch an.
2. Hebe einatmend dein Becken an und lege deine gefalteten Hände mit den Handflächen zum Boden unter deinen Po, Ellbogen eng am Körper. Atme aus. (Bild 1)
3. Nun drücke dich aus deinen angewinkelten Armen heraus und schiebe ausatmend deinen Brustkorb zur Decke. Dein Nacken und Blick strecken leicht nach hinten. Lächle. (Bild 2)
4. Halte für 3–8 Atemzüge mit verlängerter Ausatmung.
5. Spanne dein Becken einatmend an, ziehe dich leicht hoch, nimm die Arme heraus und lege sie ausatmend neben dir ab.

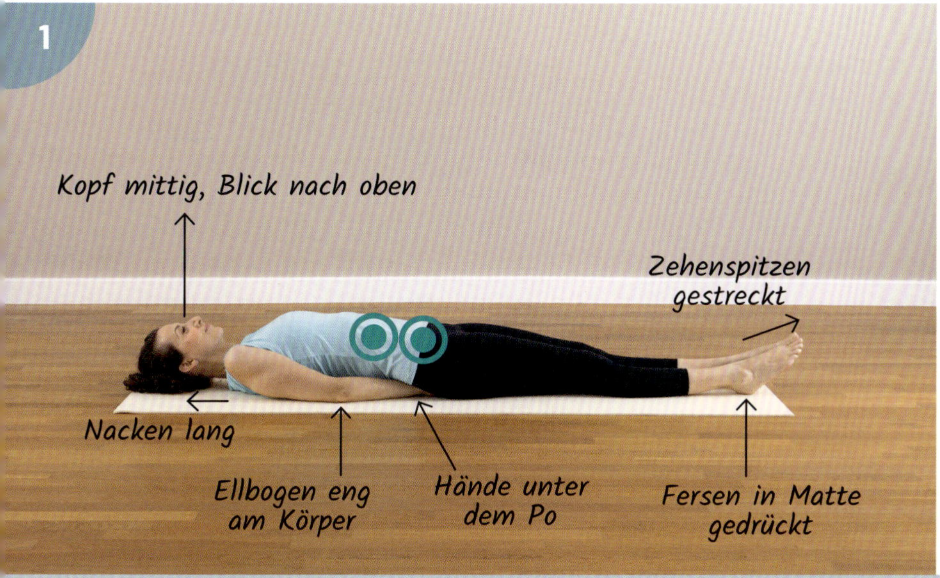

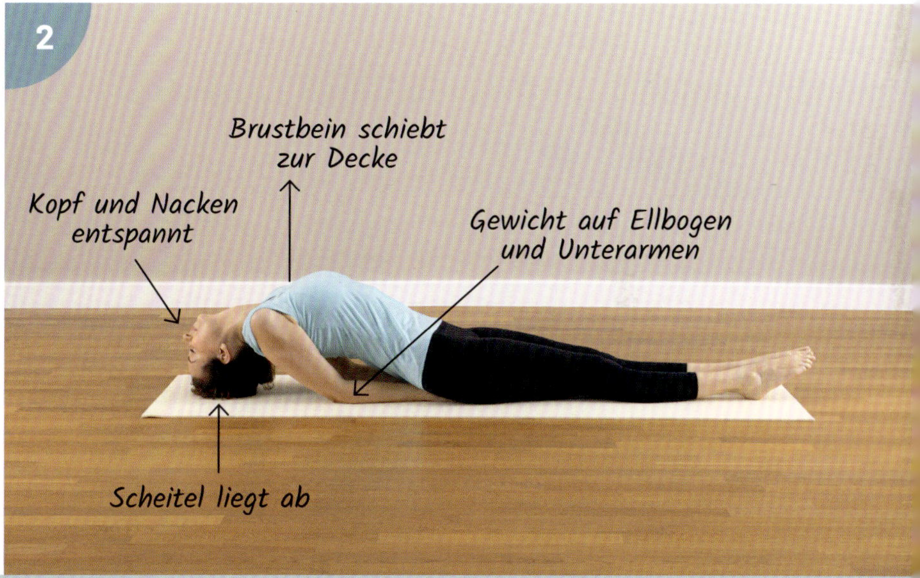
2
Brustbein schiebt zur Decke
Kopf und Nacken entspannt
Gewicht auf Ellbogen und Unterarmen
Scheitel liegt ab

→ *Tipp:* Lege dir eine gefaltete Decke/ein festes Kissen unter oder hinter dein Becken und lege dich darauf nach hinten ab.

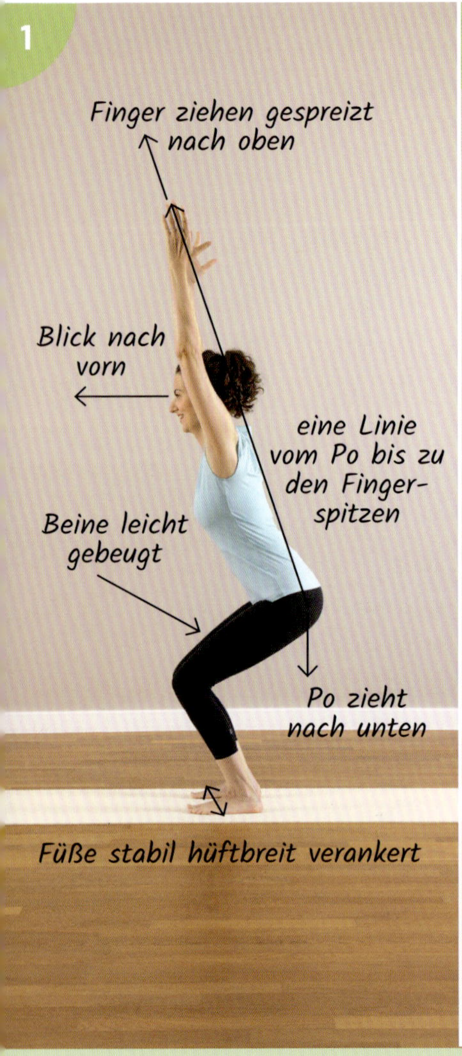
1
Finger ziehen gespreizt nach oben
Blick nach vorn
eine Linie vom Po bis zu den Finger-spitzen
Beine leicht gebeugt
Po zieht nach unten
Füße stabil hüftbreit verankert

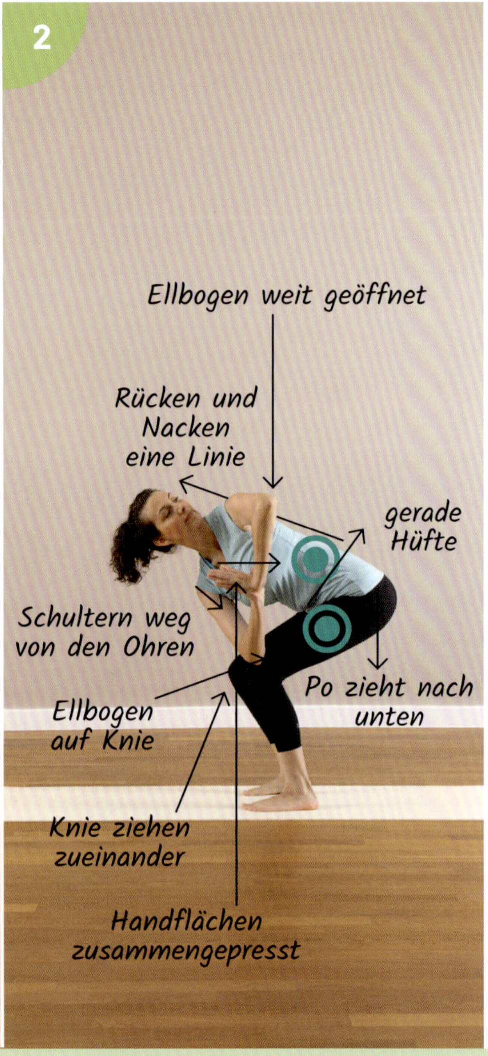
2
Ellbogen weit geöffnet
Rücken und Nacken eine Linie
gerade Hüfte
Schultern weg von den Ohren
Po zieht nach unten
Ellbogen auf Knie
Knie ziehen zueinander
Handflächen zusammengepresst

Stuhlpose mit Nackendrehung

1. Strecke nun aus deiner Bergpose deine Arme mit zueinander zeigenden Händflächen nach oben und gehe ausatmend in eine imaginäre Sitzposition, den **Stuhl**. Dein Po sinkt ein Stück nach hinten, der Oberkörper beugt leicht nach vorne. (Bild 1)
2. Führe einatmend die Händflächen vor der Brust zusammen. Die Ellbogen ziehen zueinander, deine gespreizten Handflächen berühren sich und drücken gegeneinander.
3. Drehe deinen Oberkörper ausatmend nach links und lege den rechten Ellbogen mit etwas Druck außen an den linken Oberschenkel.
4. Drehe den Kopf nach links und suche dir nach oben blickend einen Fixpunkt. Halte für 5–10 Atemzüge. (Bild 2)
5. Atme ein und komme ausatmend wieder zur Mitte (Schritt 2), dann in den aufrechten Stand.

Weiter geht's auf der nächsten Seite.

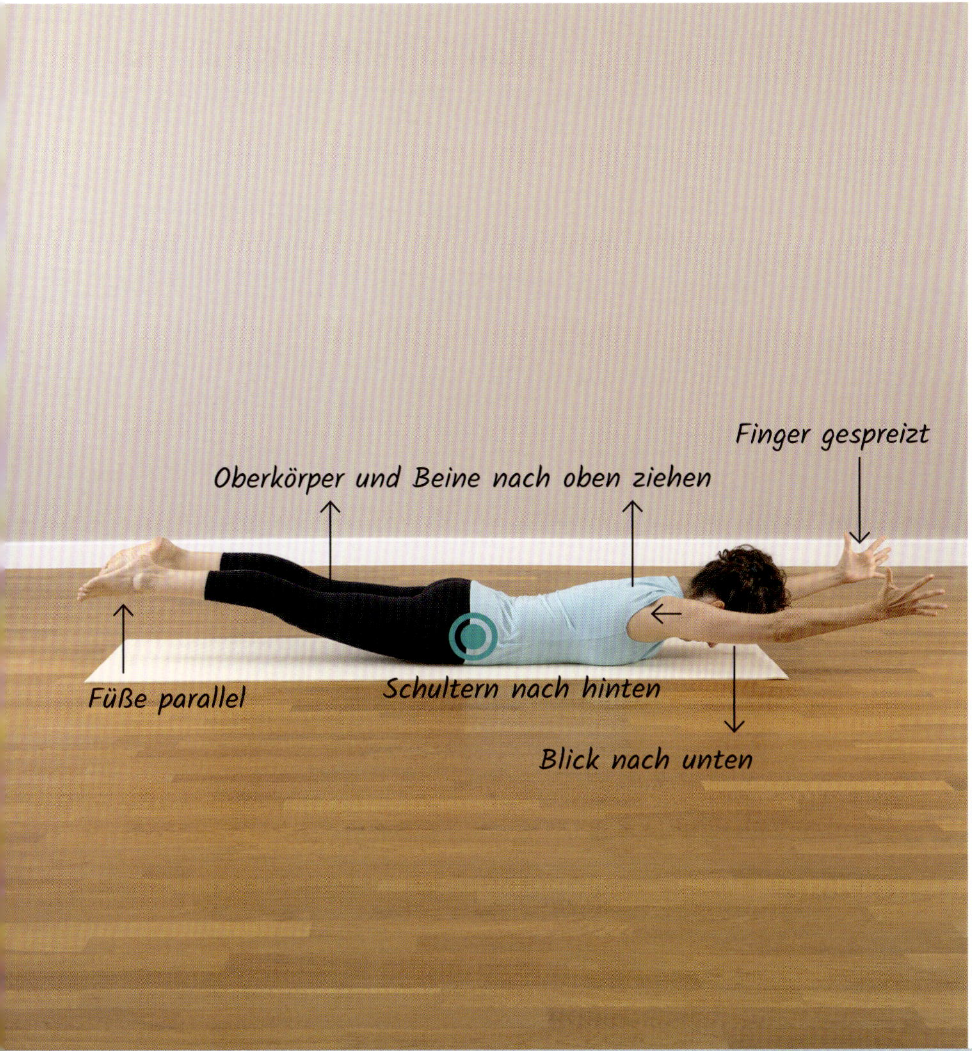
Finger gespreizt
Oberkörper und Beine nach oben ziehen
Füße parallel
Schultern nach hinten
Blick nach unten

Rückenschmerzprävention

Heuschrecke

1. In Bauchlage lege deine aufeinandergelegten Hände unter deine Stirn. Platziere ggf. eine leichte Decke unter Hüfte oder Stirn.
2. Deine Füße drücken hüftbreit mit dem Fußspann leicht in die Unterlage, die Hüfte liegt gerade am Boden. Die Schultern ziehen nach hinten unten, dein Kopf ist in Verlängerung der Halswirbelsäule.
3. Ziehe den Bauchnabel nach innen, spanne den Beckenboden leicht an. Atme ein und aus.
4. Strecke einatmend die Arme parallel nach vorne aus, hebe deinen Oberkörper und deine Beine leicht nach oben. Deine Handflächen schauen sich an, die Finger sind aktiv gespreizt, der Daumen zeigt zur Decke. (Bild)
5. Atme aus und halte deine Heuschrecke für 5–8 Atemzüge.
6. Komm ausatmend zurück und spüre nach. Wiederhole 3-mal.

Weiter geht's auf der nächsten Seite.

Damit Schmerzen gar nicht erst entstehen. Dieser Flow kräftigt besonders die untere Rückenmuskulatur intensiv und dehnt und stärkt die Körpervorderseite, denn starke und flexible Bauchmuskeln sind die beste Voraussetzung für einen schmerzfreien Rücken. Achtung: Nicht bei Knie-, Schulter-, Handgelenksverletzungen ausführen.

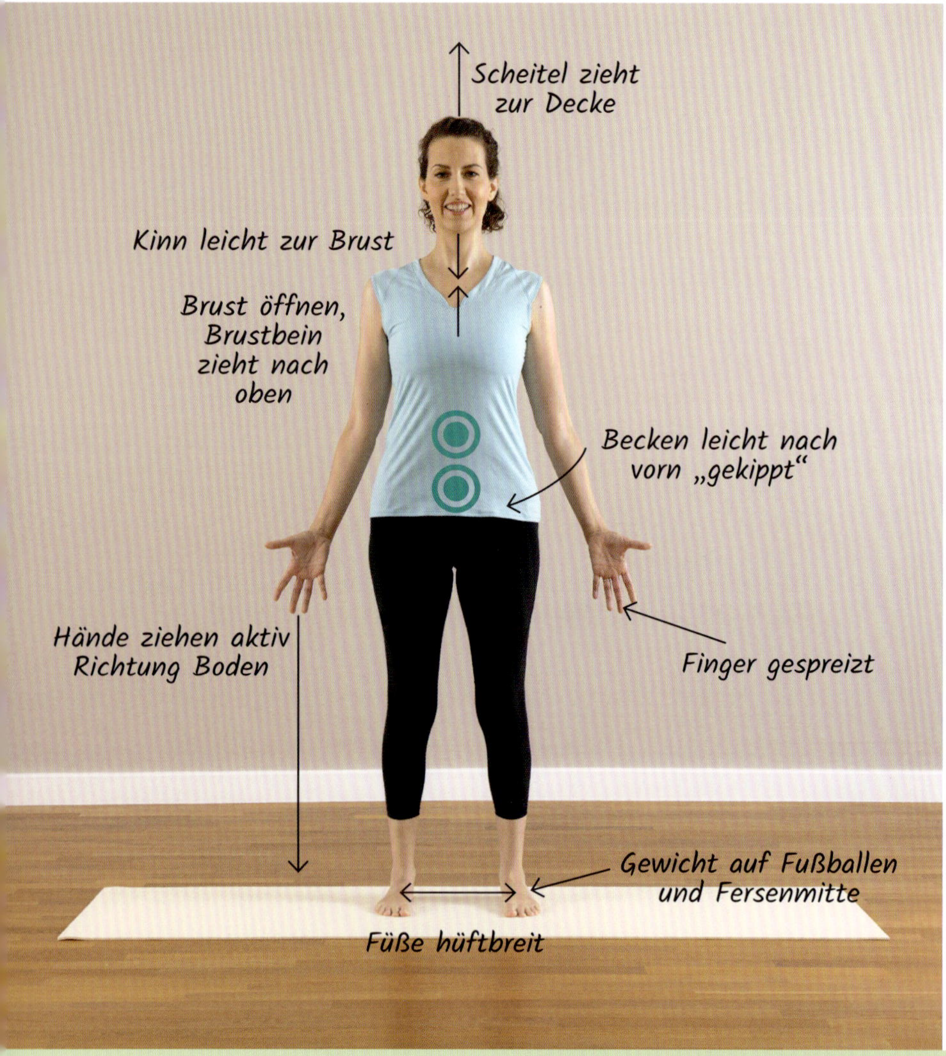

Guten-Morgen-Flow

Berg

1. Stelle dich gerade aufgerichtet an den Anfang deiner Yogamatte. Deine Füße stehen hüftbreit nebeneinander. Dein Gewicht ruht auf den Fußballen und mittig auf den Fersen.
2. Deine Finger zeigen Richtung Boden und sind leicht gespannt.
3. Die Schultern sind entspannt, die Schulterblätter ein wenig aneinandergezogen. Dadurch weitet sich dein Brustkorb und du kannst tiefer und freier atmen.
4. Aktiviere Bauch- und Beckenbodenmuskulatur. Dein Becken ist leicht nach vorn „gekippt“, das Kinn ein wenig nach unten geneigt.
5. Konzentriere dich auf die Atmung. Nimm 10 tiefe Atemzüge.

Weiter geht's auf der nächsten Seite..

Bei Müdigkeit am Morgen. Dieser Flow bringt dich und deinen Stoffwechsel nach einer schlechten Nacht oder vor einem stressigen Tag in Schwung. Dehnung und Hüftöffnung bringen Energie und damit neues Selbstbewusstsein. Starte entspannt und frisch in den Tag!

Schwimmende Heuschrecke

1. Wiederhole die Heuschrecken-Übung, aber „rudere“ diesmal mit Armen und Beinen abwechselnd leicht nach oben und unten. (Bild 1)
2. Achte darauf, dass das Becken parallel ausgerichtet auf der Matte und angespannt bleibt.
3. Atme gleichmäßig und genieße die fließenden Bewegungen für 1–2 Minuten.
4. Spüre anschließend in Ruhelage der freigesetzten Wärme und Energie in deinem unteren Rücken nach.

Bogen

1. Atme ein und lege deine Arme ausatmend in Bauchlage neben deinen Oberschenkeln ab.
2. Atme ein, winkle deine Beine an, atme aus und umfasse mit den Händen deine Füße. Der Blick geht nach vorne.
3. Atme ein und ziehe ausatmend Oberkörper und Oberschenkel von der Matte hoch. Deine Bauchmuskeln drücken in die Matte, die Füße streben mit Kraft nach oben. Dein Bogen ist gespannt. (Bild 2)
4. Halte für 5–8 Atemzüge. Löse die Übung.

Weiter geht's auf der nächsten Seite.

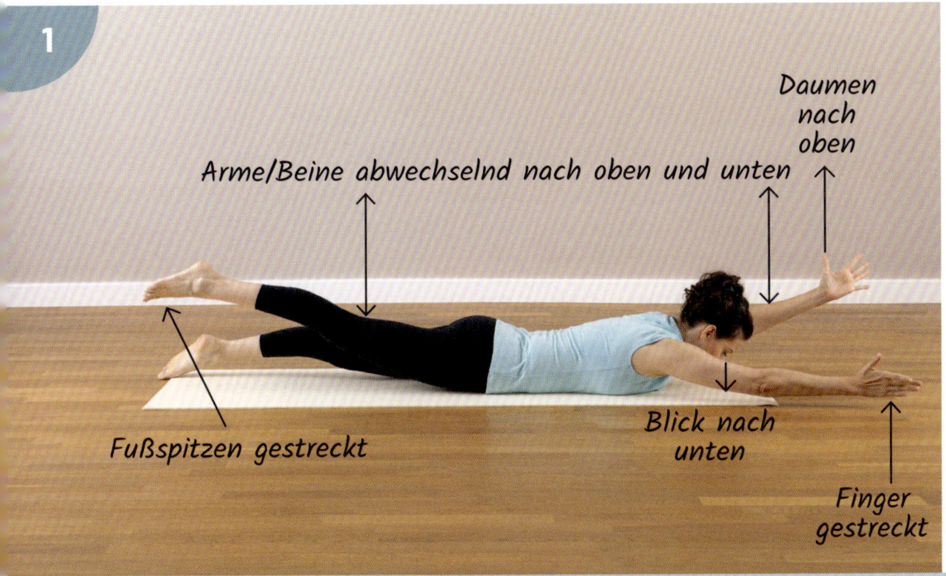
1
Daumen nach oben
Arme/Beine abwechselnd nach oben und unten
Fußspitzen gestreckt
Blick nach unten
Finger gestreckt

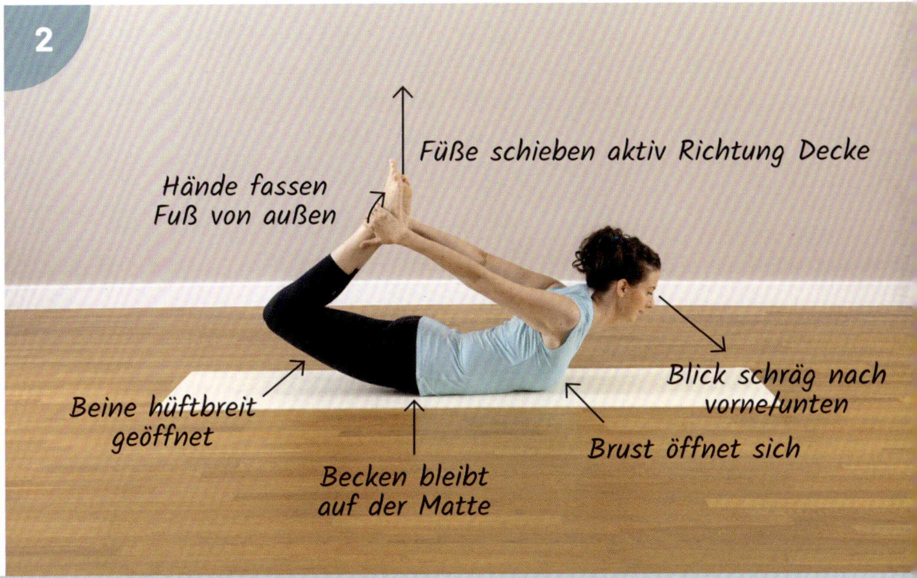
2
Füße schieben aktiv Richtung Decke
Hände fassen Fuß von außen
Beine hüftbreit geöffnet
Blick schräg nach vorne/unten
Brust öffnet sich
Becken bleibt auf der Matte

→ *Tipp:* Lege dir gerne einen Gurt um deine Füße, greife diesen und ziehe dich statt an deinen Sprunggelenken an deinem Gurt nach oben. Lege dir ggf. eine Decke unter dein Becken.

Bei Müdigkeit und Durchhängern

Müdigkeit und Erschöpfung gehören leider meist zu unserem komplexen Alltag hinzu. Müde zwingen wir uns durch unsere vollen Terminkalender und versuchen, allem gerecht zu werden und unsere nie endenden To-Do-Listen abzuarbeiten. Leider vergessen wir dabei schnell das Wichtigste: uns selbst.

Starke Flows, die wach machen und runter bringen

Die hier vorgestellten Flows helfen dir, gegen Morgenmüdigkeit gezielte aktivierende Übungen zu praktizieren, um wach und klar in den Tag zu starten. Im Mittagstief kannst du dich durch den Kriegerflow mit frischer Energie und neuem Selbstvertrauen verbinden sowie abends durch eine ausgleichende Routine Einschlafprobleme minimieren und somit Müdigkeit am nächsten Tag vorbeugen.

Neben biorhythmusbedingter Müdigkeit ist Stress ein Hauptfaktor für Erschöpfung und schlaflose Nächte. Es fehlt an frischer Luft, regelmäßiger Bewegung, gesundem Essen, sozialen Kontakten und echter Entspannung – alles Faktoren, die einen gesunden Schlaf beeinflussen. Die Flows in diesem Kapitel helfen dir, tagsüber Energie zu tanken und abends runterzukommen. Sie können dadurch die eine oder andere Tasse Kaffee ersetzen. Langfristiger Dauermüdigkeit kannst du aber nur auf eine Weise begegnen: weniger Stress, mehr Schlaf! Sonst kann aus einem chronischen Erschöpfungssyndrom allzu leicht ein Burn-out entstehen.

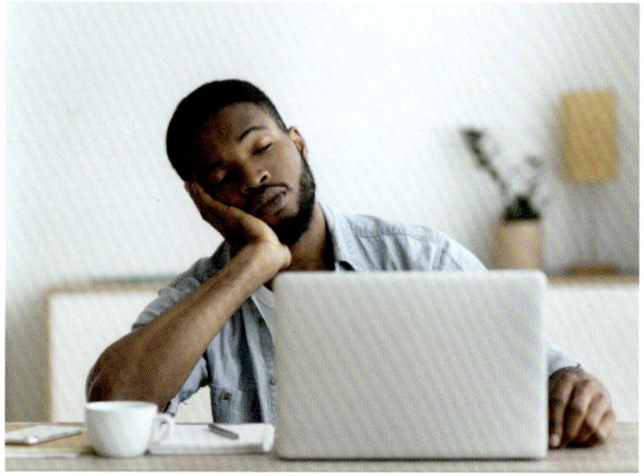

Tipps für den Alltag:

- → Bewegung macht wach, glücklich und gesund: ein täglicher Spaziergang an der frischen Luft von 30 bis 45 Minuten und 2-mal wöchentlich Sport- oder Krafttraining reichen schon – nicht zuletzt, weil dabei das stimmungsaufhellende Hormon Endorphin ausgeschüttet wird.
- → Täglich kurze Entspannung durch Yoga, Wärme, Massagen, Powernap einbauen
  - → Gib dem Schlaf Priorität! Ein Erwachsener benötigt innerhalb von 24 Stunden mindestens 7 Stunden Schlaf, um gesund und leistungsfähig zu bleiben.
  - → Mindestens 2,5 Liter täglich trinken, am besten Wasser oder ungesüßten Kräutertee
  - → Wenig Alkohol und Kaffee, besonders nicht abends
  - → Abends leichte, zuckerarme, ballaststoffreiche Kost, am besten 2 Stunden vor dem Schlafengehen
  - → Keine Bildschirmzeit vor dem Einschlafen
  - → Nette Menschen treffen

Herabschauender Hund

1. Komm in den Vierfüßlerstand. Platziere deine Hände schulterbreit eine Handlänge weiter nach vorne an den Anfang deiner Matte. Deine Füße sind hüftbreit, die Zehen aufgestellt.
2. Schiebe ausatmend deinen Po nach hinten oben, strecke dich aus den Armen und Füßen heraus Richtung Decke. Lass gerne deine Knie leicht gebeugt. (Bild 1)
3. Laufe nun mit deinen Füßen ein- und ausatmend auf der Stelle, bewege die Fersen abwechselnd Richtung Po und Boden. Die Kraft kommt dabei aus deinen Armen und Handgelenken. (Bild 2)
4. Laufe für einige Atemzüge weiter und löse dann auf.

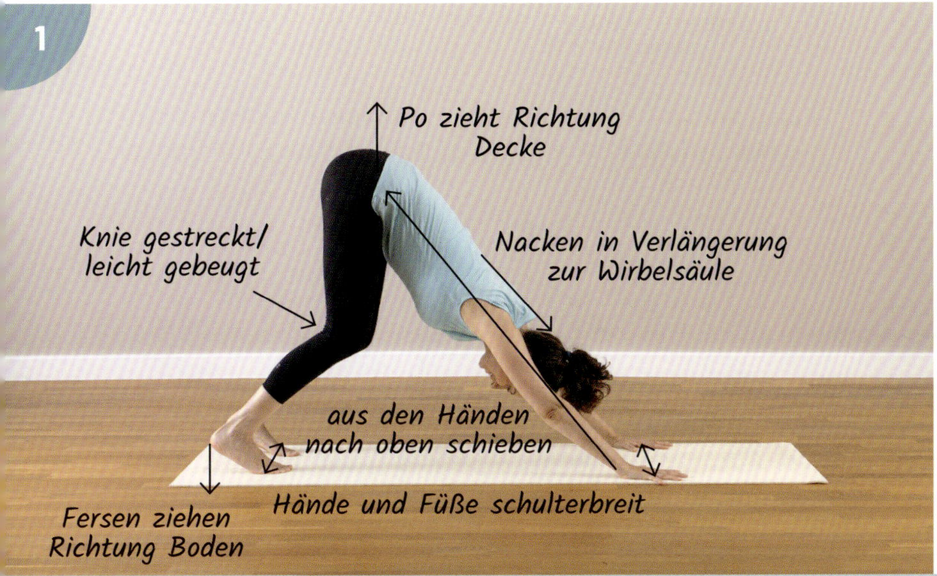
1
Po zieht Richtung Decke
Knie gestreckt/ leicht gebeugt
Nacken in Verlängerung zur Wirbelsäule
aus den Händen nach oben schieben
Fersen ziehen Richtung Boden
Hände und Füße schulterbreit

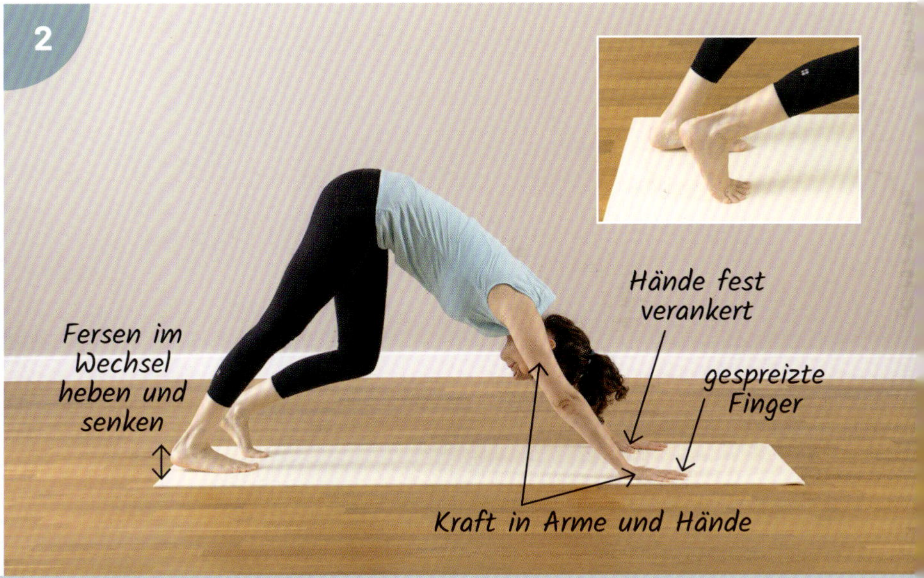
2
Hände fest verankert
Fersen im Wechsel heben und senken
gespreizte Finger
Kraft in Arme und Hände

→ *Varianten:* Strecke deine Füße abwechselnd Richtung Boden. Du kannst gleichzeitig auch deine Hüfte leicht nach rechts und links bewegen sowie deinen Kopf sanft mitnehmen und ein leichtes „Nein" (nach rechts und links drehend) oder „Ja" (nickend) formen.

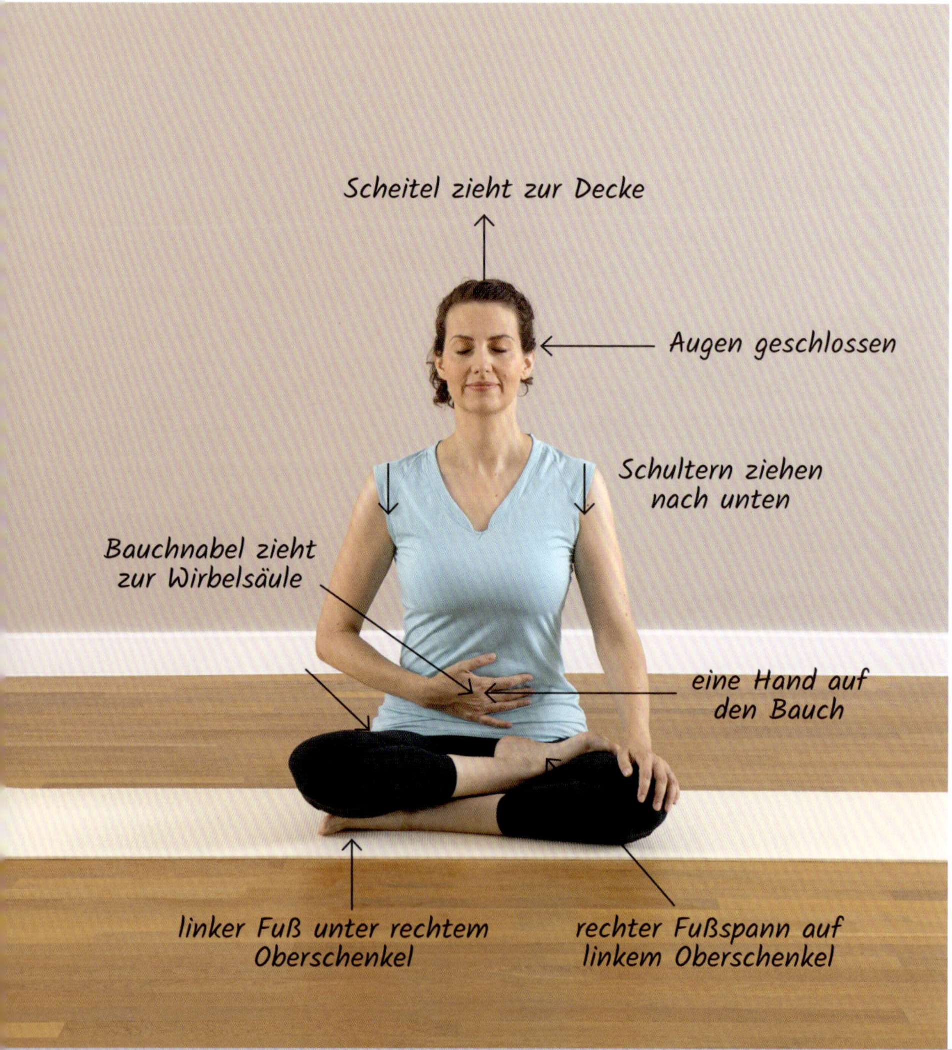
Scheitel zieht zur Decke
Augen geschlossen
Schultern ziehen nach unten
Bauchnabel zieht zur Wirbelsäule
eine Hand auf den Bauch
linker Fuß unter rechtem Oberschenkel
rechter Fußspann auf linkem Oberschenkel

Summen im Sitzen

1. Komm in den **halben Lotussitz**. Setz dich dafür aufrecht auf deine Matte. Dein Kopf ist gerade, die Schultern fallen seitlich.
2. Winkle nun einatmend dein linkes Bein an und schiebe den Fuß ausatmend unter den rechten Oberschenkel. Dann winkle einatmend das rechte Bein an und lege den Fußspann ausatmend auf den linken Oberschenkel. Deine Hände ruhen auf den Knien.
3. Nimm einige tiefe Atemzüge, lass jede Anspannung los.
4. Lege eine Hand auf deinen Bauch und schließe deine Augen. (Bild)
5. Töne nun ein hörbares „omm" in deinen Bauch hinein und spüre die Vibration und Massage der Bauchorgane. Alternativ kannst du auch ein hörbares „sss" summen. Spürst du die Wärme in deinem Bauch?
6. Praktiziere diese Übung für 5–7 Minuten bei fließendem Atem.

→ *Tipp:* Stelle dir ggf. vor Übungsstart einen Wecker.

Bei Durchfall, Reizdarm, Verdauungsbeschwerden. *Durch das ruhige Sitzen und Tönen in dieser Einzelübung beruhigt sich das Nervensystem des Darms. Die Hand auf dem Bauch spendet krampflösende Wärme. Unser Bauch fungiert als Resonanzkörper, der durch das sanfte Summen langfristig stabilisiert werden kann.*

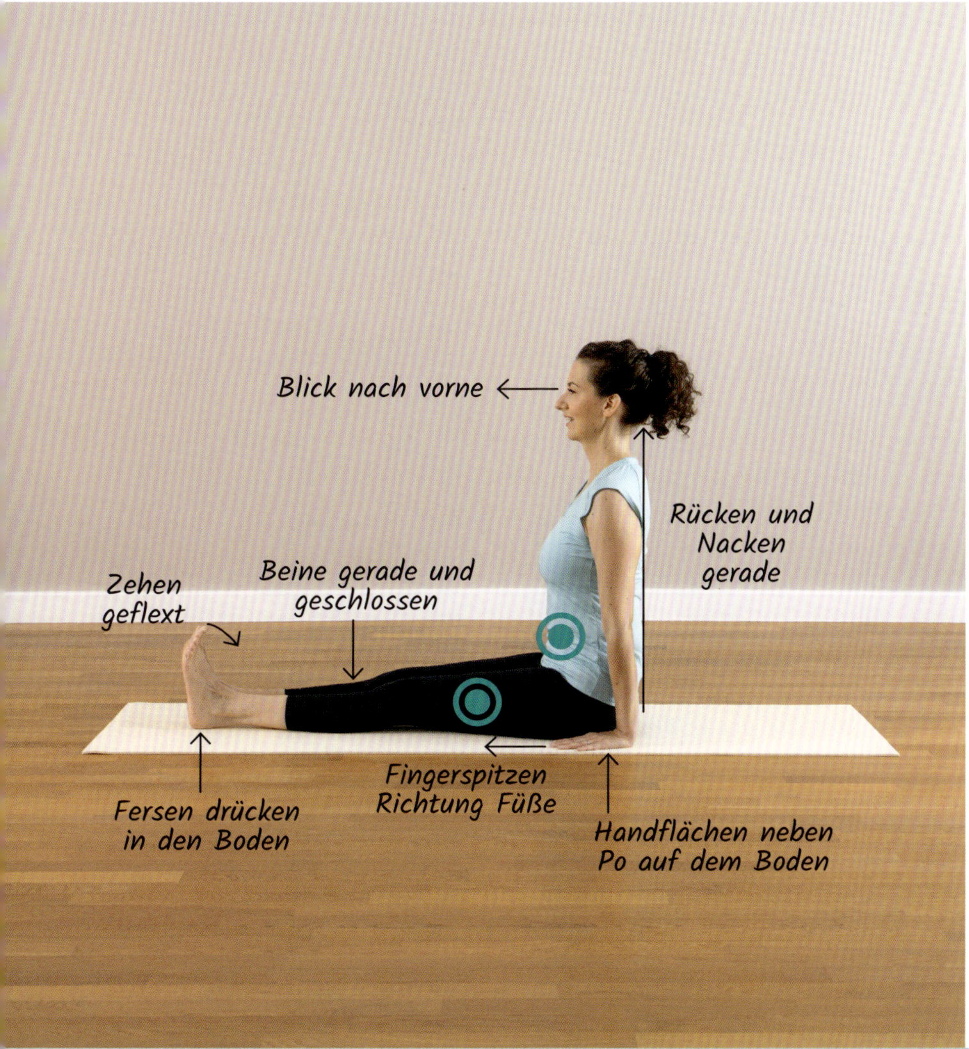
Blick nach vorne
Rücken und Nacken gerade
Zehen geflext
Beine gerade und geschlossen
Fersen drücken in den Boden
Fingerspitzen Richtung Füße
Handflächen neben Po auf dem Boden

Variationen für die Lendenwirbelsäule

Stockhaltung

1. Komm in den Langsitz. Deine Beine sind ausgestreckt, deine Wirbelsäule aufrecht. Ziehe mit deinen Händen dein Gesäß leicht auseinander, sodass du stabil und gerade auf deinen Sitzbeinhöckern sitzt und dorthin auch dein Gewicht gibst. Becken- und Bauchmuskulatur sind angespannt.
2. Deine Arme liegen seitwärts am Körper, die Handflächen berühren den Boden.
3. Dein Blick sucht einen Fixpunkt vor dir, Nacken und Hals sind lang, Schultern ziehen Richtung Boden. (Bild)
4. Atme 5-10-mal in deiner Stockhaltung tief ein und aus.

→ *Tipp:* Lege dir bei Bedarf eine gefaltete Decke unter deine Sitzbeinhöcker, sodass dein Becken gerade ausgerichtet bleibt. Bei kurzen Armen platziere deine Hände auf zwei Blöcken oder Büchern neben deinen Oberschenkeln.

Weiter geht's auf der nächsten Seite. ↗

Bei Steifheit im unteren Rücken und Schmerzen der unteren Lendenwirbelsäule.
Die folgenden Yoga-Übungen kräftigen und massieren die Bauchmuskulatur und Lendenwirbelsäule. Du kannst sie nacheinander als etwas längeren Flow oder auch einzeln zwischendurch ausführen.

Gestreckte Kindspose

1. Komm zurück in den Vierfüßlerstand. Schließe die Oberschenkel und lass dein Becken nach hinten auf die Fersen sinken. (Bild 1)
2. Lass Oberkörper und Stirn ausatmend nach vorne Richtung Boden gleiten. Die Knie bleiben geschlossen. Lege dir bei Bedarf eine gefaltete Decke auf die Oberschenkel oder unter die Stirn.
3. Laufe mit deinen Armen und gespreizten Fingern nach vorne und verlängere so Wirbelsäule und Nacken. (Bild 2)
4. Schließe die Augen. Atme gleichmäßig und bewusst in Schultern, Rücken und Bauch.
5. Spüre deinen Atem wie eine Welle, lass deine Atmung für etwa 10 Atemzüge fließen, nimm die leichte Dehnung im Rücken wahr, entspanne deinen Bauch.

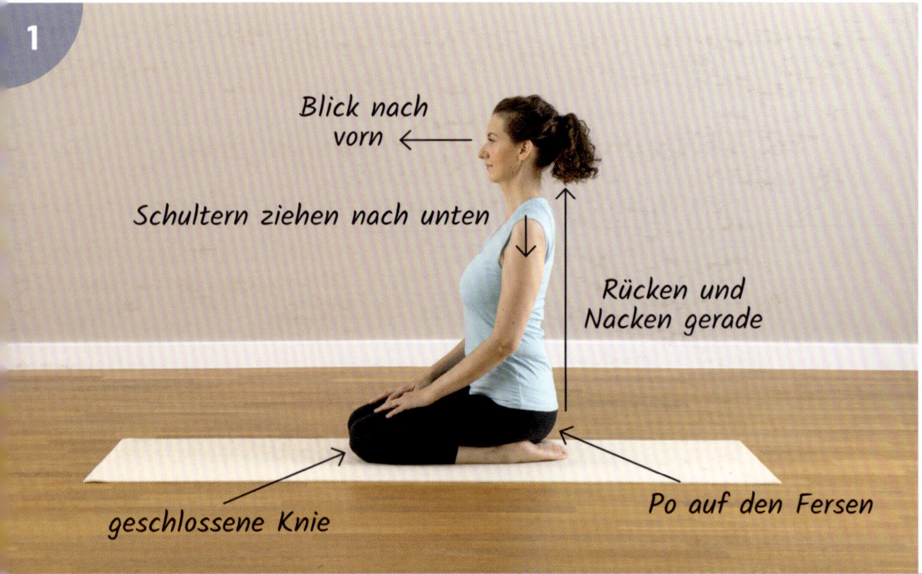
1
Blick nach vorn
Schultern ziehen nach unten
Rücken und Nacken gerade
geschlossene Knie
Po auf den Fersen

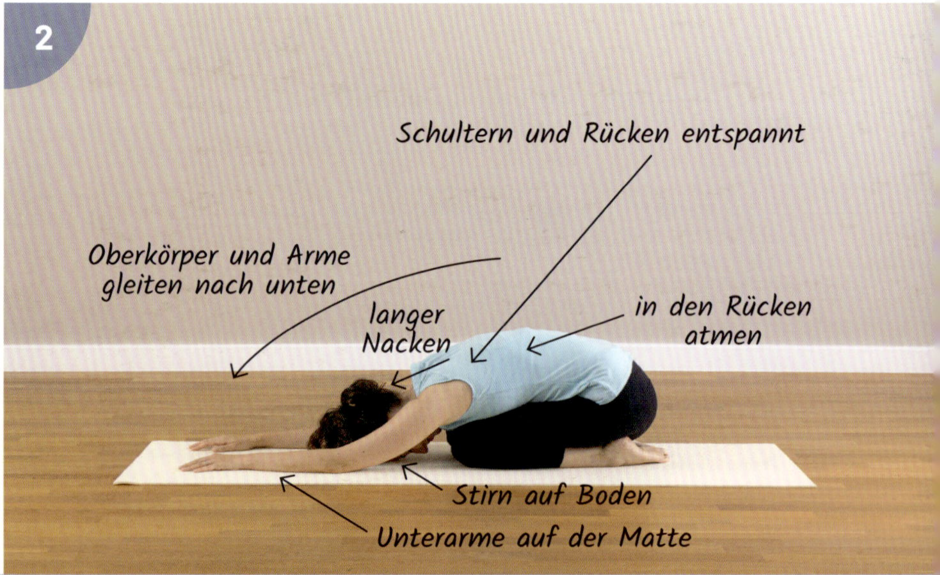
2
Schultern und Rücken entspannt
Oberkörper und Arme gleiten nach unten
langer Nacken
in den Rücken atmen
Stirn auf Boden
Unterarme auf der Matte

Boot

1. Atme zunächst in Stockhaltung einmal ruhig ein und aus.
2. Spanne einatmend deine Bauch- und Beckenmuskulatur an. Strecke deine Arme nach vorne aus.
3. Kippe ausatmend deinen Oberkörper mit geradem Rücken, ausgestreckten Armen und angewinkelten Beinen leicht nach hinten in die **Bootshaltung**. (Bild 1)
4. Atme ein und aus. Halte für 5–10 Atemzüge.
5. Wenn du mehr möchtest, strecke deine Beine abwechselnd oder zusammen in der Luft für kleine Ruderbewegungen aus, achte auf deine Bauchspannung und Ausatmung. (Bild 2)

Weiter geht's auf der nächsten Seite.

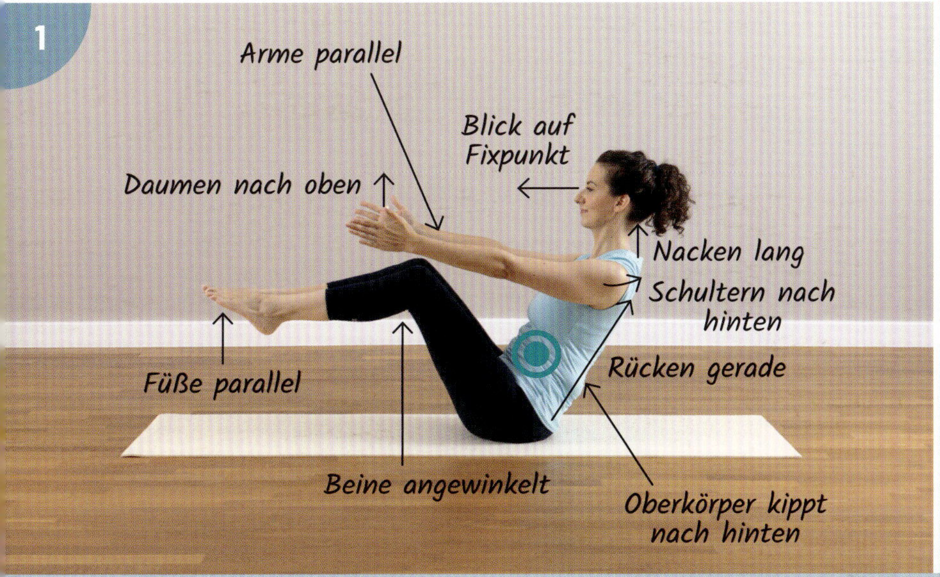
1
Arme parallel
Blick auf Fixpunkt
Daumen nach oben
Nacken lang
Schultern nach hinten
Füße parallel
Rücken gerade
Beine angewinkelt
Oberkörper kippt nach hinten

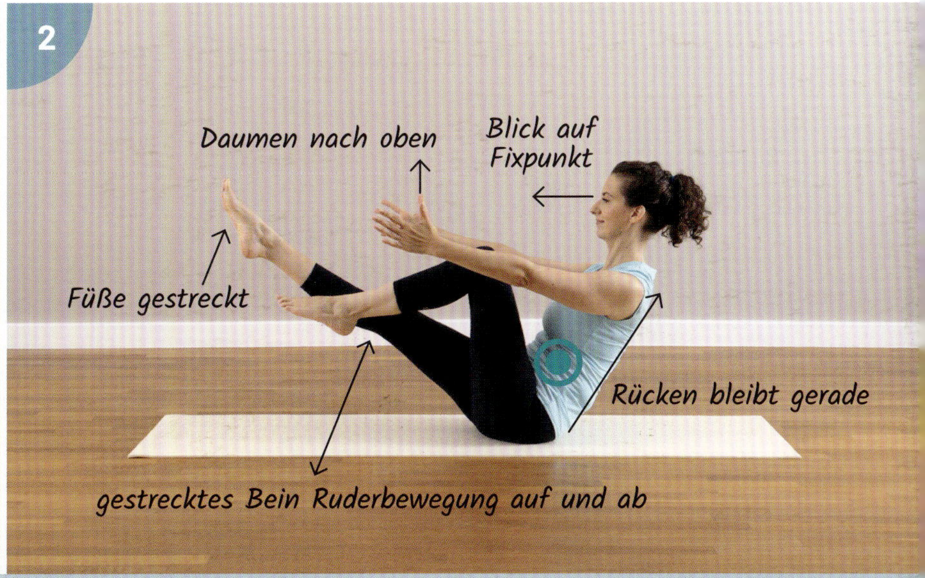
2
Daumen nach oben
Blick auf Fixpunkt
Füße gestreckt
Rücken bleibt gerade
gestrecktes Bein Ruderbewegung auf und ab

→ *Tipp:* Du kannst dich auch seitlich mit deinen Armen auf dem Boden oder auf zwei Yogablöcken bzw. Büchern abstützen. Alternativ kannst du dich anfangs mit deinen Schultern an eine Wand lehnen.

Katze & Kuh

1. Atme ein und wölbe ausatmend für den **Katzenbuckel** langsam den Rücken Wirbel für Wirbel nach oben.
2. Der Kopf sinkt nach unten und der Nacken bleibt lang. Der Blick geht Richtung Nabel, welcher nach innen zieht. (Bild 1)
3. Richte dein Becken ausatmend wieder auf und komm zurück in den Vierfüßlerstand.
4. Rolle deinen Rücken Wirbel für Wirbel nach unten in ein leichtes Hohlkreuz, die **Kuh**. Ziehe Brustkorb und Po nach oben.
5. Der Blick geht nach vorne, der Nacken wird lang und die Schultern ziehen weg von den Ohren. Entspanne dich. (Bild 2)
6. Führe die Katze-Kuh-Bewegungen in deinem Atemrhythmus 10–15-mal fort, sodass sie immer fließender und harmonischer werden.

Weiter geht's auf der nächsten Seite.

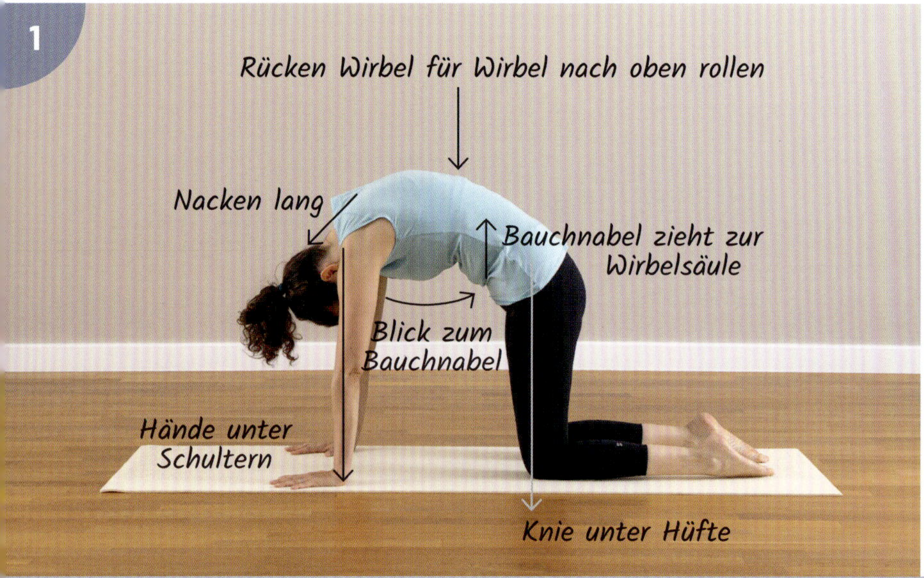

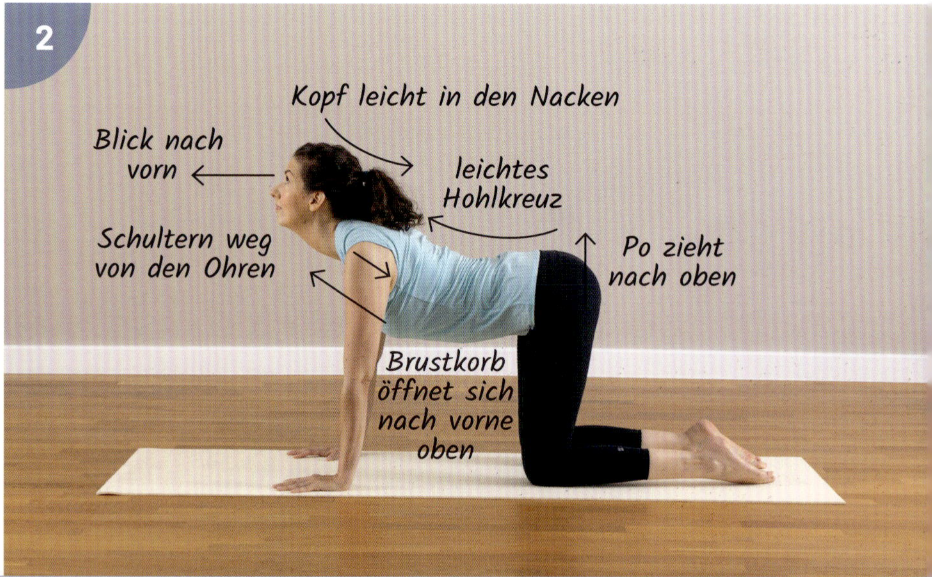

Vorwärtsbeuge mit angewinkeltem Knie

1. Atme zunächst in Stockhaltung einmal ruhig ein und aus.
2. Öffne einatmend die Beine zu einem „V" und atme aus. Winkle dein rechtes Knie an und lege die rechte Fußsohle an die Innenseite des linken Oberschenkels
3. Atme ein und spanne ausatmend deine Bauch- und Beckenmuskulatur an.
4. Strecke einatmend beide Arme parallel mit zueinander zeigenden Handflächen mit gestreckten Fingern über deinen Kopf. (Bild 1)
5. Drehe deinen Oberkörper nach links, atme aus, beuge deinen Oberkörper mit möglichst geradem Rücken zum ausgestreckten Bein hinunter. Lege die Arme auf oder neben dem Bein ab. (Bild 2)
6. Lass deine Atmung natürlich fließen und halte für 5–10 Atemzüge.
7. Löse, indem du deine Bauchmuskulatur aktivierst, die Arme wieder über den Kopf und dann neben deinen Körper führst und zurück in den Langsitz kommst.
8. Lockere Arme und Beine und wiederhole die Übung auf der anderen Seite.

Weiter geht's auf der nächsten Seite.

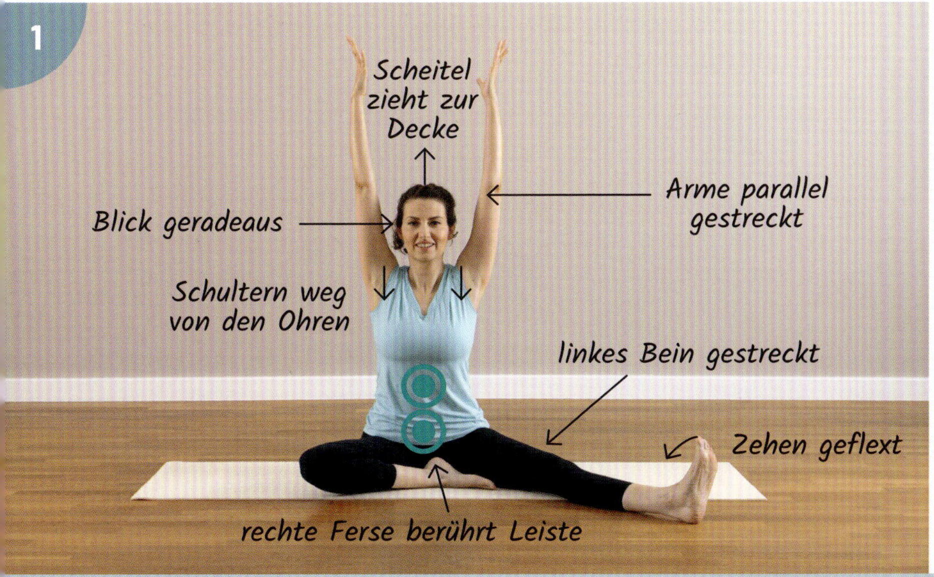
1
Scheitel zieht zur Decke
Arme parallel gestreckt
Blick geradeaus
Schultern weg von den Ohren
linkes Bein gestreckt
Zehen geflext
rechte Ferse berührt Leiste

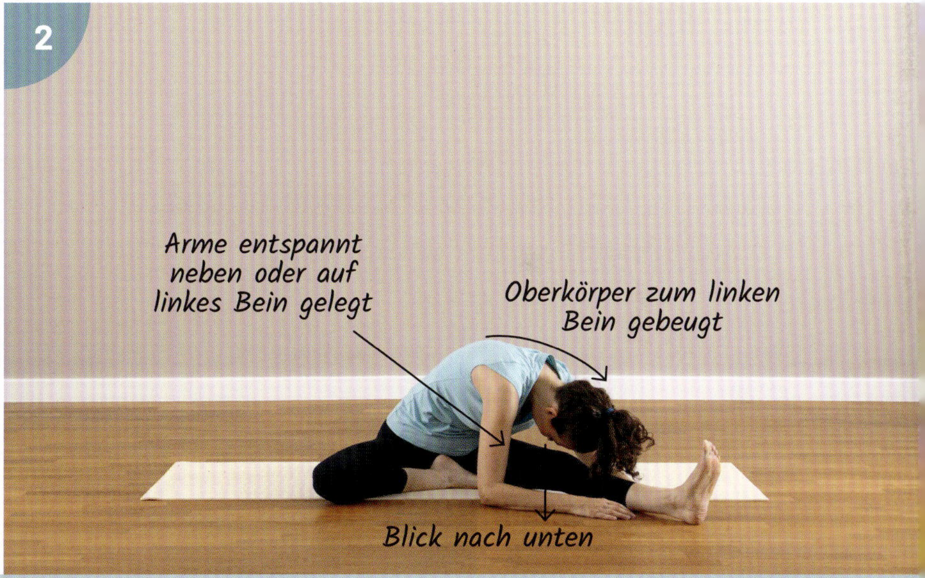
2
Arme entspannt neben oder auf linkes Bein gelegt
Oberkörper zum linken Bein gebeugt
Blick nach unten

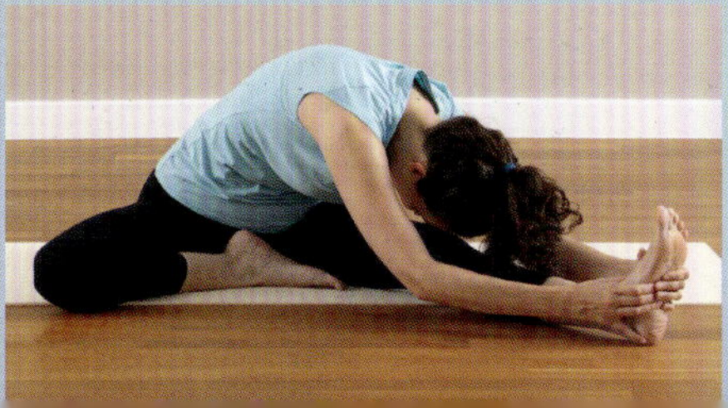

→ ***Schwierigere Variante:*** Wenn du magst, umgreife in Schritt 5 deinen linken aktiven Fuß und dehne dich mit jeder Ausatmung mit der Stirn Richtung Schienbein weiter auf. Lege den Oberkörper nach Möglichkeit auf dem ausgestreckten Bein ab.

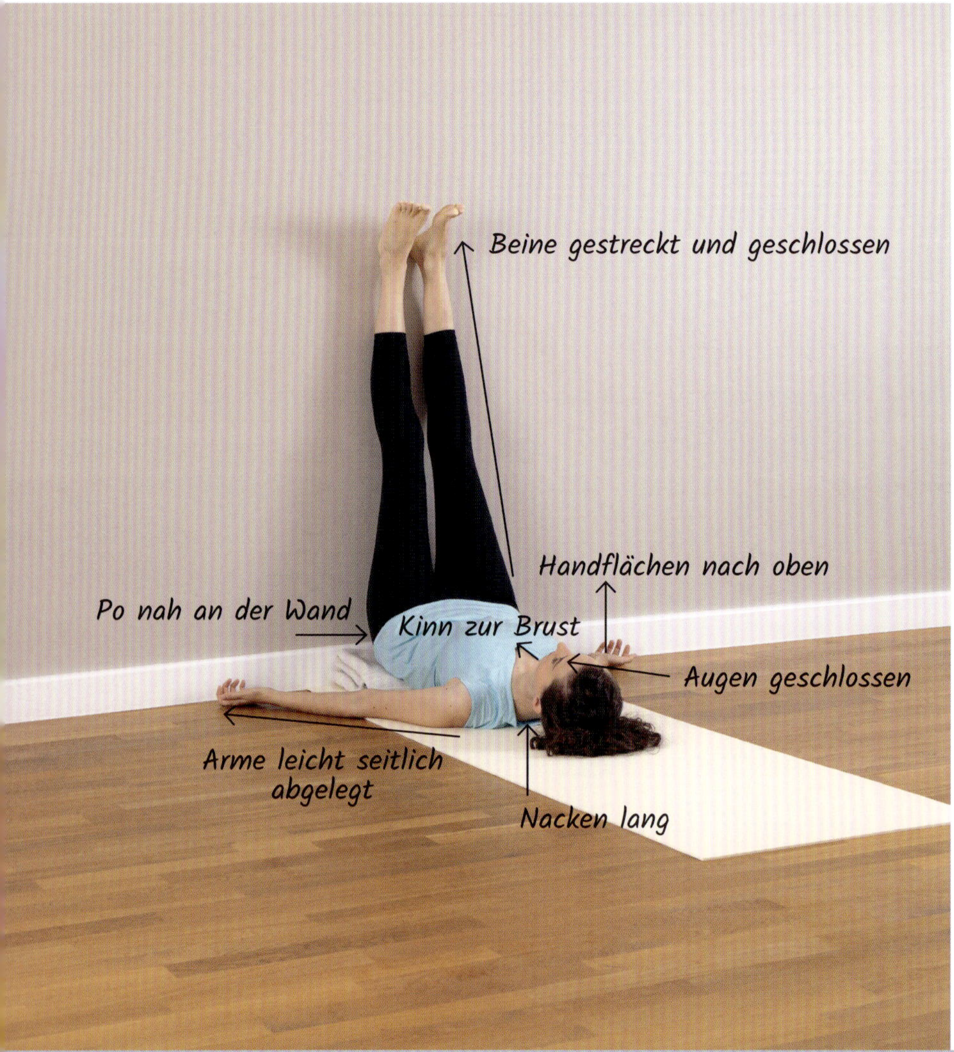
Beine gestreckt und geschlossen
Handflächen nach oben
Po nah an der Wand
Kinn zur Brust
Augen geschlossen
Arme leicht seitlich abgelegt
Nacken lang

Entspannung bei Bauchschmerzen

Seegras

1. Platziere deine Matte mit dem kurzen Ende an eine Wand. Drehe dich auf deinen Rücken, winkle die Beine an, schiebe deinen Po an die Wand und lege deine Beine nach oben ausgestreckt an der Wand ab. Wenn du möchtest, lege eine zusammengefaltete Decke unter dein Becken.
2. Die Beine können gerade ausgestreckt und parallel an der Wand nach oben liegen oder sich leicht zu einem „V" öffnen.
3. Schiebe deine Wirbelsäule einatmend leicht in die Unterlage. Schließe die Augen. (Bild)
4. Lass deine Atmung natürlich fließen. Nimm die Kontaktpunkte deines Körpers mit der Matte und der Wand wahr. Entspanne deine Gesichtsmuskulatur. Der Kiefer ist locker, die Zunge gelöst. Lächle.
5. Bleibe einige Minuten so liegen und genieße die leichte Bauchmassage.
6. Löse auf, indem du deine Beine schließt, dich auf eine Seite rollst und nachspürst.

Weiter geht's auf der nächsten Seite.

Bei stressbedingtem Bauchweh und Regelschmerzen. *Die Seegras-Übung dehnt und lockert Muskeln im Bein- und Beckenbereich und fördert die Durchblutung der Beckenorgane. Bei Katze, Kuh und Kindspose werden Bauch (und Rücken) im Atemrhythmus massiert. Das gesamte Nervensystem beruhigt sich.*

Tiefe Hocke

1. Gib in Stockhaltung Kraft in deine Hände, richte die Wirbelsäule auf, ziehe deine Füße auf die Zehenspitzen zu deinem Becken und komm so in eine Hockposition. (Bild 1)
2. Platziere deine Fersen schulterbreit, die Zehen zeigen nach außen. Verlagere dein Gewicht in deine Fersen. Öffne die Knie und drücke deine Handflächen vor deiner Brust aneinander.
3. Dehne deine Hüfte, indem du mit den Ellbogen nun die Knie auseinanderdrückst und dabei den Beckenboden anspannst. Atme tief in verspannte Regionen. (Bild 2)
4. Lass die Atmung für 5–10 Atemzüge fließen. Fixiere einen Punkt oder schließe die Augen. Entspanne dein Gesicht.
5. Löse, indem du den Beckenboden anspannst, die Beine schließt, dich auf den Po setzt und dann in die Rückenlage kommst, um nachzuspüren.

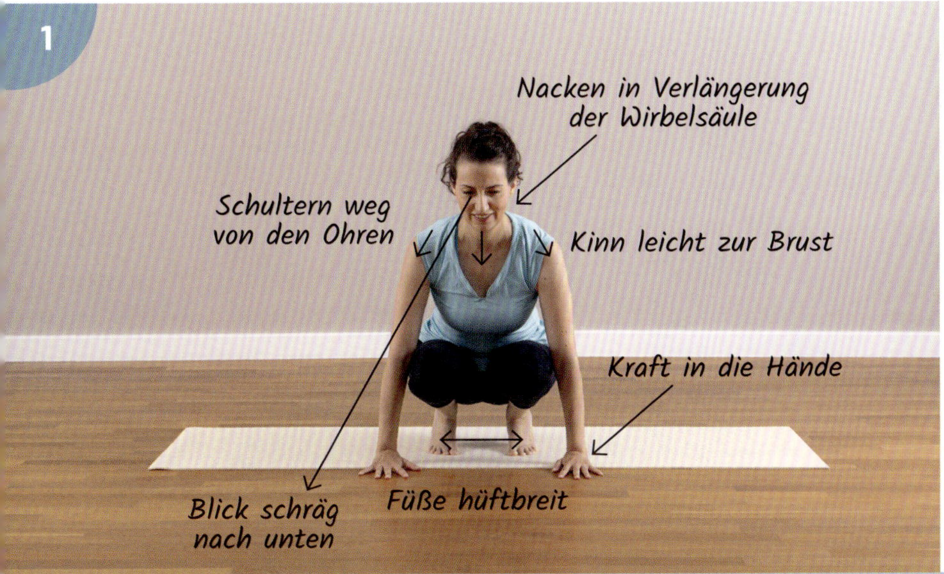
1
Nacken in Verlängerung der Wirbelsäule
Schultern weg von den Ohren
Kinn leicht zur Brust
Kraft in die Hände
Blick schräg nach unten
Füße hüftbreit

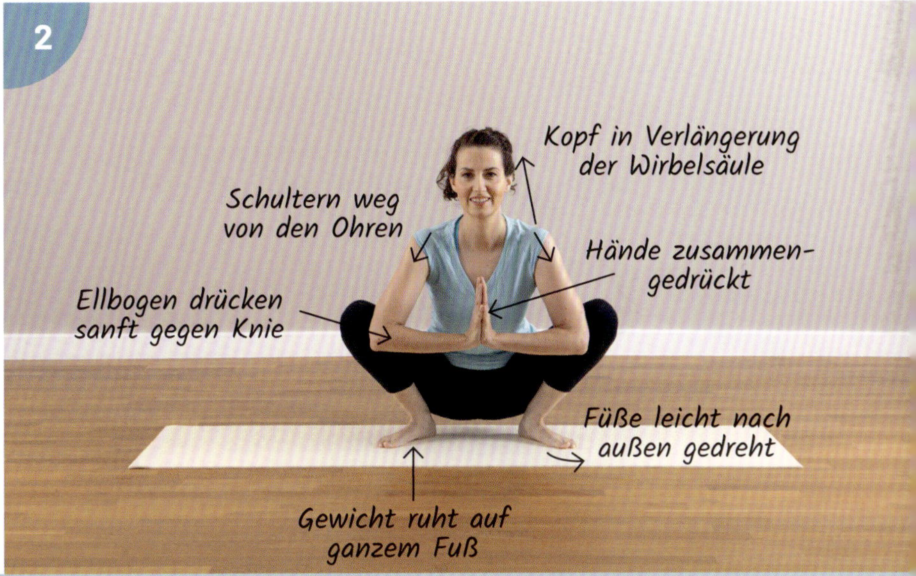
2
Kopf in Verlängerung der Wirbelsäule
Schultern weg von den Ohren
Hände zusammengedrückt
Ellbogen drücken sanft gegen Knie
Füße leicht nach außen gedreht
Gewicht ruht auf ganzem Fuß

→ *Tipp:* Setze dich während der Übung auf einem Yogablock oder Buch ab, um das Gleichgewicht zu halten. Diese Hüftöffnung tut besonders gut bei schmerzender unterer Lendenwirbelsäule, da sie die Bandscheiben entlastet.

Happy Baby

1. Drehe dich auf deinen Rücken und schließe die Augen. Lass deine Atmung natürlich fließen.
2. Nimm die Kontaktpunkte deines Körpers mit der Matte wahr. Ziehe dein Kinn ausatmend leicht zur Brust. Die Schultern ziehen nach hinten.
3. Winkle einatmend deine Beine an und ziehe deine Knie zur Brust. Atme aus. (Bild 1)
4. Umfasse einatmend von außen deinen Fußspann und öffne ausatmend deine angewinkelten Beine zur Seite in die **Happy-Baby-Position**. (Bild 2)
5. Rolle leicht mit deinem unteren Rücken hin und her für 5-10 Atemzüge,, massiere mit jeder Ein- und Ausatmung sanft deinen Rücken.
6. Schließe deine Beine wieder und umarme dabei deine Knie (**Päckchen-Position**). Spüre nach.

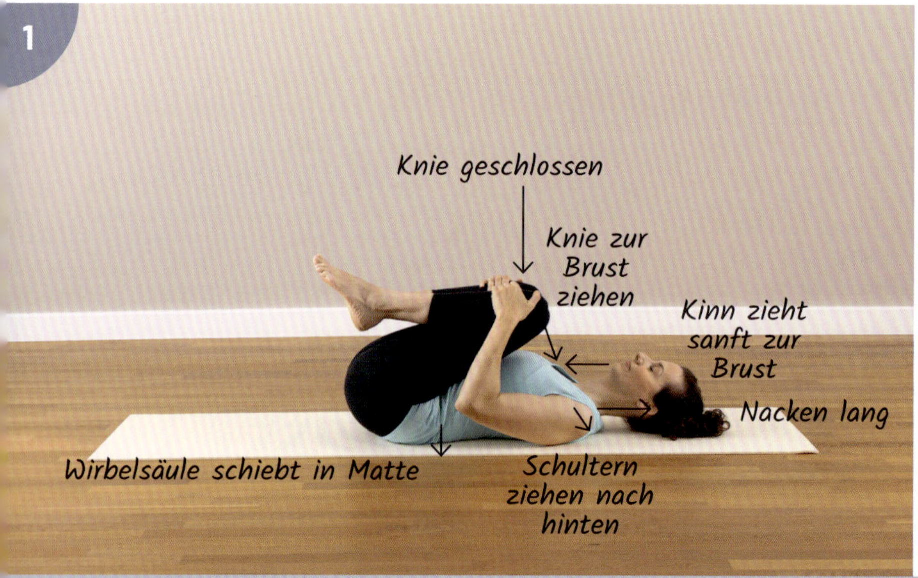
1
Knie geschlossen
Knie zur Brust ziehen
Kinn zieht sanft zur Brust
Nacken lang
Wirbelsäule schiebt in Matte
Schultern ziehen nach hinten

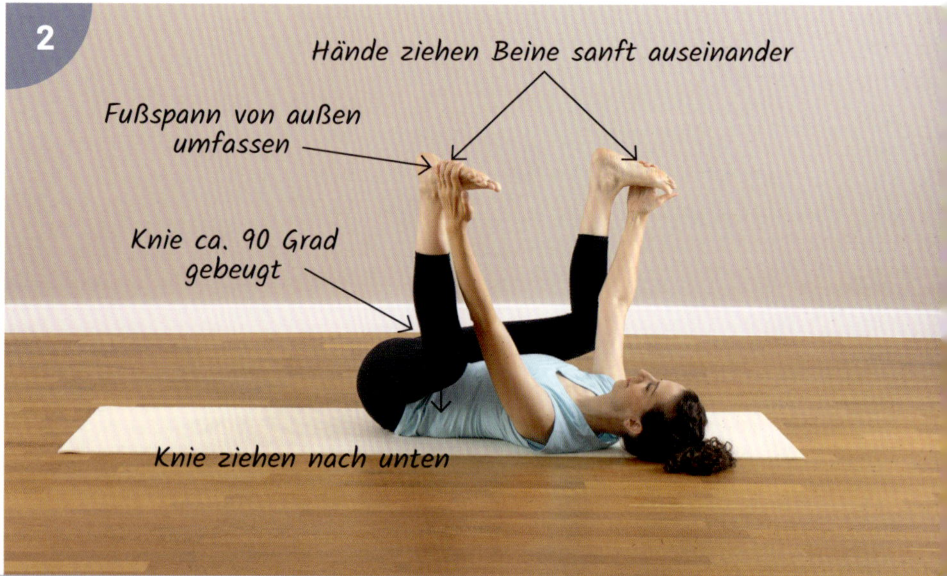
2
Hände ziehen Beine sanft auseinander
Fußspann von außen umfassen
Knie ca. 90 Grad gebeugt
Knie ziehen nach unten

→ *Achtung:* Die Übung ist nicht während der Schwangerschaft oder bei starken Knieschmerzen geeignet.

Bei Wehwehchen und Schmerzen in Nacken und Schultern

Sitzende Tätigkeiten am Bildschirm, wenig Bewegung und häufige Überlastung führen bei immer mehr Menschen zu verhärteten Schultermuskeln und Nackenschmerzen, die Spannungskopfschmerzen auslösen und bis in die Arme ausstrahlen können. Die folgenden Übungen bringen Entspannung in den Nacken, lockern und kräftigen zugleich die Schulterpartie, wodurch eine größere Beweglichkeit entsteht und zudem Stress abgebaut wird.

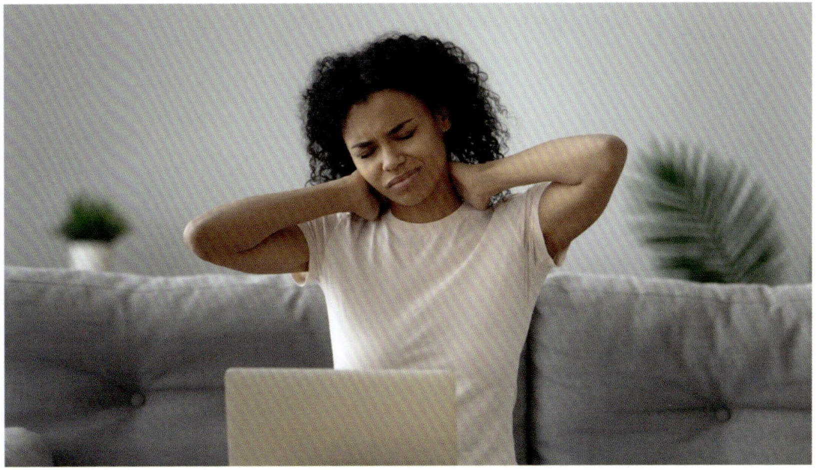

Tipps für den Alltag:

Schmerzen in Schultern und Nacken entstehen sehr oft durch Sitzen am Schreibtisch in schlechter Haltung, gebeugt, mit krummem Nacken – und das für lange Zeit unbeweglich. Damit es gar nicht erst dazu kommt, hier einige Hinweise zum gesunden Sitzen auf deinem Schreibtischstuhl:

- → Du sitzt richtig, wenn du zu jeder Zeit mit geradem Rücken hinten angelehnt bist, die ganze Sitzfläche ausnutzt und dein Becken leicht nach vorn kippst (das geschieht dann meist automatisch).
- → Deine Arme sollten locker auf dem Tisch liegen und etwa 90–100 Grad angewinkelt sein. Nicht lang ausstrecken! Armlehnen am Stuhl sind nützlich zum Ausruhen der Arme.
- → Die Füße sollten fest auf dem Boden stehen, die Oberschenkel nach vorn leicht abfallen. Das entlastet den unteren Rücken und das Steißbein.
- → Schaust du gerade nach vorn, solltest du bequem die oberste Zeile auf dem Bildschirm erkennen können. Stelle deinen PC bei Bedarf auf eine Erhöhung.
- → Kontrolliere immer mal wieder bewusst deine Haltung. Dazu hilft eine Gedächtnisstütze wie ein Klebezettel oder Plakat, auf dem so etwas wie „Haltung?" steht.
- → Sacke nicht in dich zusammen, sonst nimmst du dir den Raum zum Atmen.
- → Verharren deine Hände und Arme zu lange in derselben Haltung, mache gegen Steifheit und „Mausarm" alle halbe Stunde eine „Ausgleichsbewegung" in die andere Richtung.

Seitlich gedrehtes Krokodil

1. Geh in Rückenlage und breite deine Arme in Schulterhöhe mit nach oben geöffneten Handflächen aus.
2. Stelle einatmend deine Füße mit geschlossenen Beinen dicht an den Po. Hebe das Becken und lege es eine Handbreit weiter rechts ab.
3. Lass deine Beine ausatmend zur linken Seite sinken. Die rechte Schulter bleibt am Boden.
4. Atme ein und drehe den Kopf zur rechten Seite, ohne dass es schmerzt. (Bild 1)
5. Strecke einatmend das rechte Bein seitwärts in die Diagonale und lege es ausatmend über dein linkes Bein. Nimm 5–10 tiefe Atemzüge. (Bild 2)
6. Führe oberes und unteres Bein wieder in die angewinkelte Position sowie das Becken in die Mattenmitte zurück. Wiederhole auf der anderen Seite.

Weiter geht's auf der nächsten Seite.

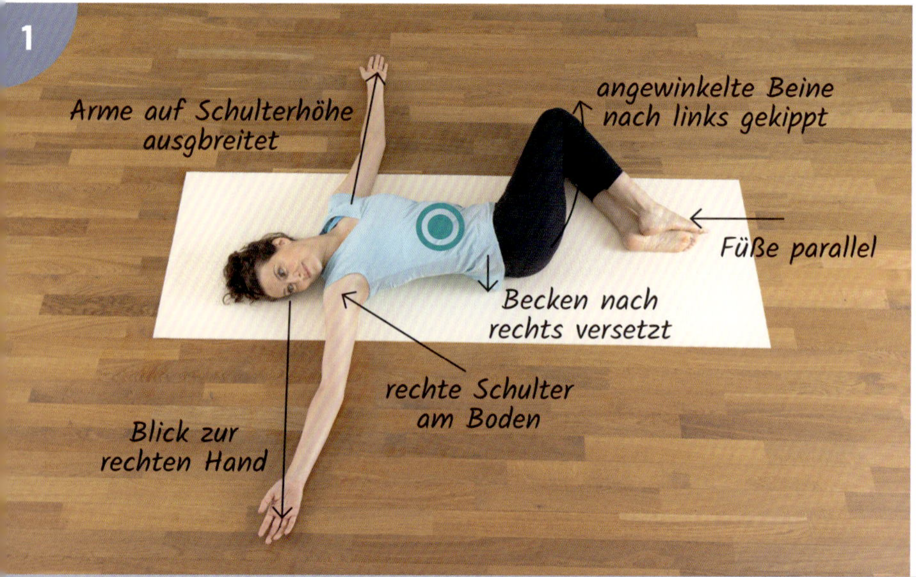

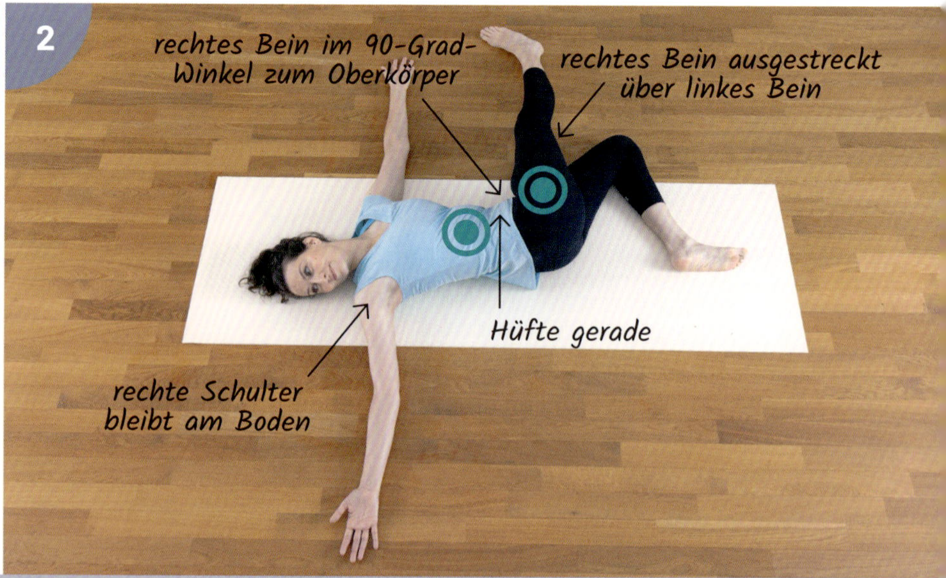

→ ***Tipp:*** Lege dir bei Bedarf einen Block unter das seitliche untere Knie oder eine Decke unter die Hüfte.

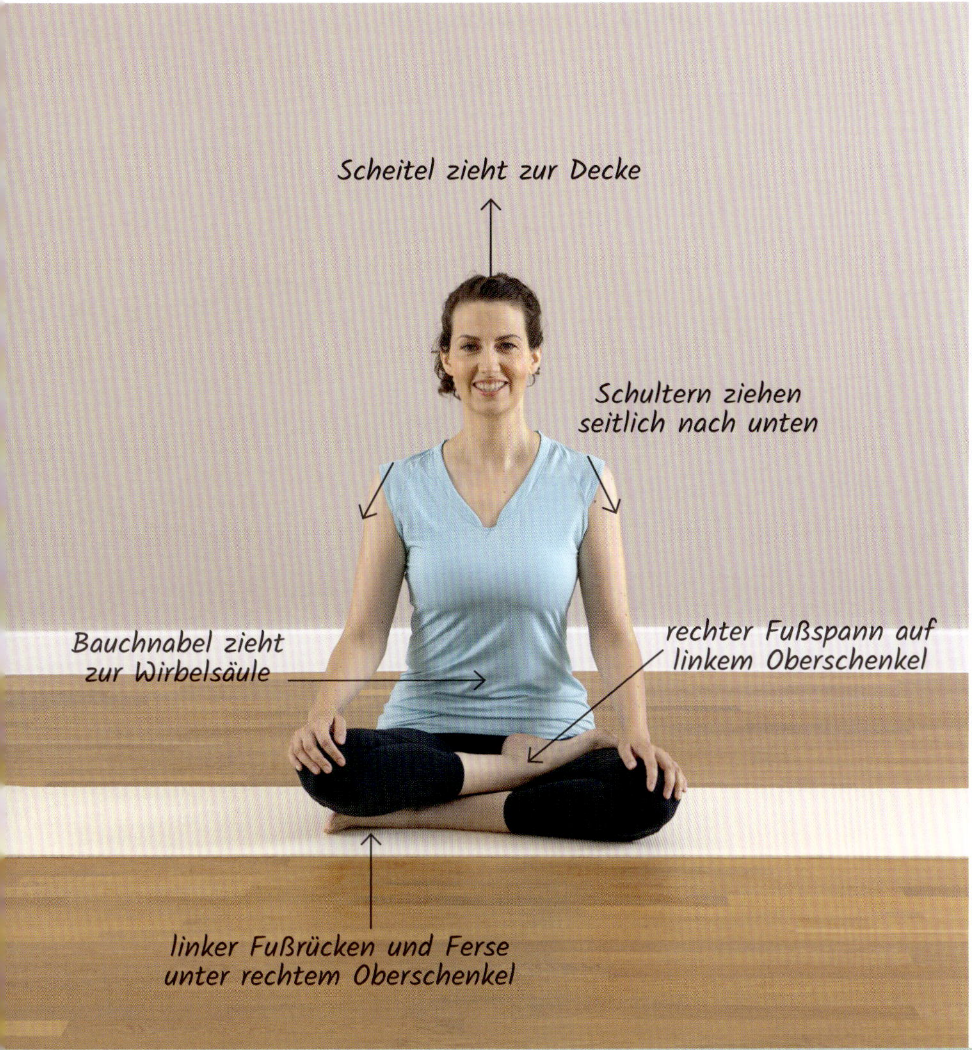
Scheitel zieht zur Decke
Schultern ziehen seitlich nach unten
Bauchnabel zieht zur Wirbelsäule
rechter Fußspann auf linkem Oberschenkel
linker Fußrücken und Ferse unter rechtem Oberschenkel

Schultern in Bewegung

Halber Lotus

1. Für alle folgenden Dreh- und Kreisbewegungen sitzt du in einer Schneidersitzvariante, dem sogenannten **halben Lotus**. Setze dich dafür aufrecht mit gestreckten Beinen auf deine Matte.
2. Atme ein, winkle dein linkes Bein an und schiebe Fußrücken und Ferse ausatmend unter den rechten Oberschenkel. Winkle einatmend das rechte Bein an, atme aus und lege den Fußspann auf den linken Oberschenkel. Lege die Hände auf den Knien ab. (Bild)
3. Richte mit jeder weiteren Einatmung deine Wirbelsäule noch etwas mehr auf. Lass mit jeder Ausatmung etwas mehr Anspannung los.
4. Natürlich kannst du auch umgekehrt sitzen, also linker Fußspann auf rechtem Oberschenkel. Wie es für dich angenehmer ist.

Weiter geht's auf der nächsten Seite.

Nacken- und Schulterwehwehchen Flow 1

Bei schmerzhaft verspannten Schultern. Der folgende Flow lockert, dehnt und entspannt Nacken, Schultern und Halswirbelsäule. Drehe und strecke dich vorsichtig und stets nur so weit, wie es angenehm ist. Tiefe, gleichmäßige Atmung verstärkt den positiven Effekt der Positionen.

5. Lass deinen Atem für 5–10 Atemzüge fließen. Nimm beide Arme zurück und spüre nach. Wiederhole auf der anderen Seite.

6. Weiterhin im Langsitz mit zum „V" geöffneten Beinen, nimm einatmend beide Arme gestreckt nach oben (Bild 2), vollführe eine Kreisbewegung nach hinten und stelle sie ausatmend mit gespreizten Fingern eine Handbreit hinter und neben dem Becken ab.

7. Der Brustkorb öffnet sich nach oben, der Kopf geht leicht in den Nacken (Bild 3). Atme 5–10-mal tief ein und aus in deine Schultern und deine leichte Rückbeuge.

8. Löse, komm zurück in die Stockhaltung und nimm noch 2 tiefe Atemzüge.

Weiter geht's auf der nächsten Seite.

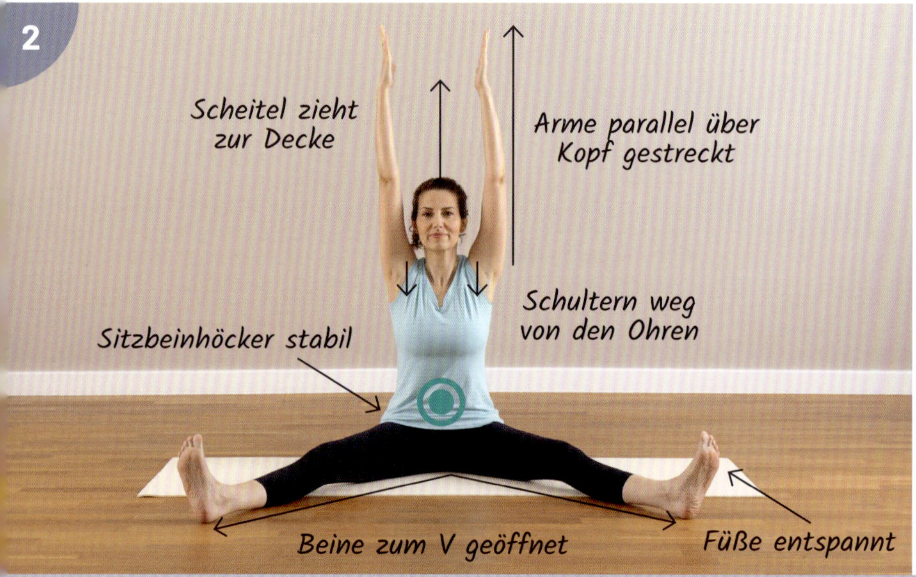
2
Scheitel zieht zur Decke
Arme parallel über Kopf gestreckt
Schultern weg von den Ohren
Sitzbeinhöcker stabil
Beine zum V geöffnet
Füße entspannt

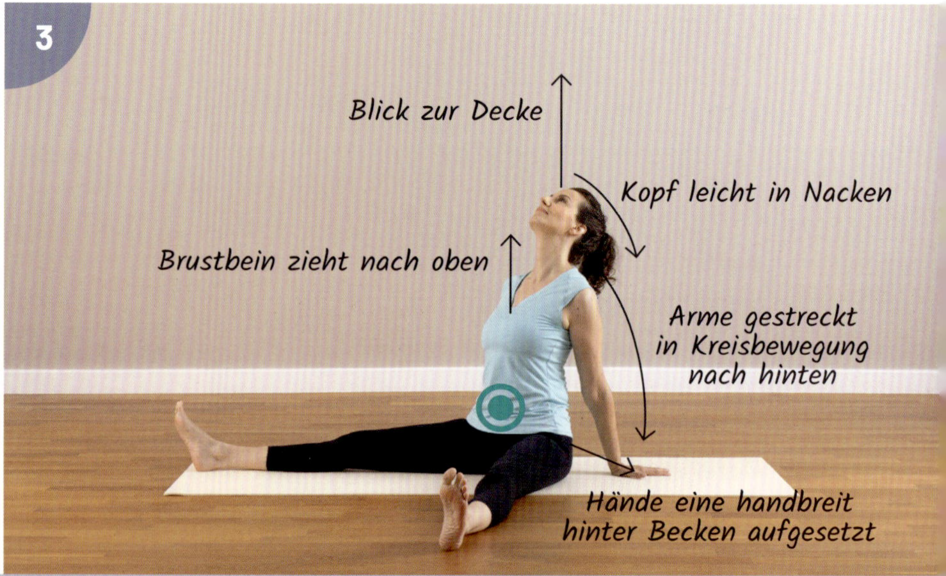
3
Blick zur Decke
Kopf leicht in Nacken
Brustbein zieht nach oben
Arme gestreckt in Kreisbewegung nach hinten
Hände eine handbreit hinter Becken aufgesetzt

Schulternkreisen im Sitzen

1. Im halben Lotus sitzend, umfasse mit der nächsten Einatmung mit den Händen deine Schultern und drehe sie ausatmend in kleinen Kreisbewegungen nach hinten. (Bild 1)
2. Lass die Bewegungen mit fließendem Atem größer werden, indem du deine Ellbogen in die Drehung einbeziehst. Ziehe dabei die Schultern erst bewusst zu den Ohren und dehne sie dann weit nach hinten unten auf. (Bild 2)
3. Lockere gleichzeitig deine Gesichts- und Kiefermuskulatur, schiebe deinen Kiefer mit leicht geöffnetem Mund hin und her.
4. Führe diese Übung für 5–10 Atemzüge mit fließendem Atem aus, dann wechsle die Drehrichtung.
5. Nimm die Arme runter, schüttle deine Hände kurz aus und spüre nach.

Weiter geht's auf der nächsten Seite.

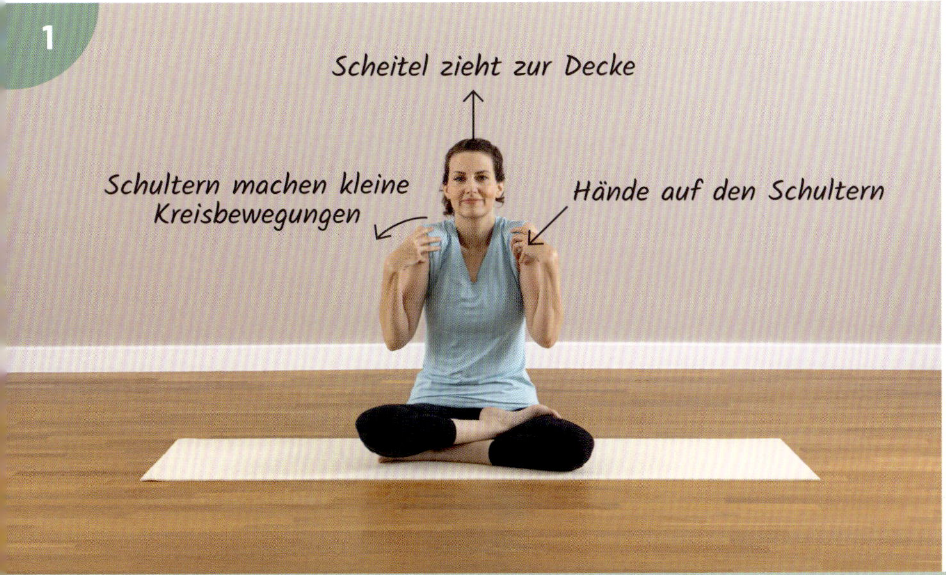
1
Scheitel zieht zur Decke
Schultern machen kleine Kreisbewegungen
Hände auf den Schultern

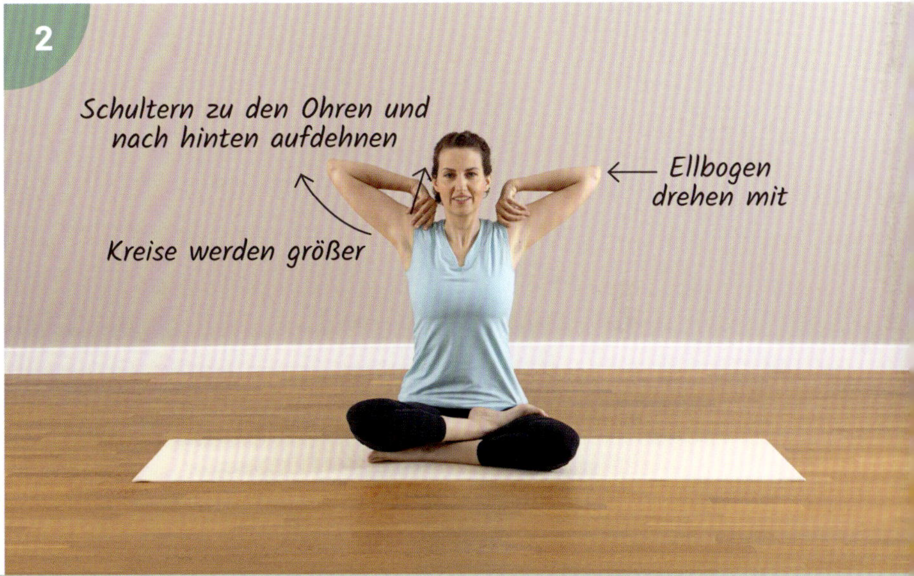
2
Schultern zu den Ohren und nach hinten aufdehnen
Ellbogen drehen mit
Kreise werden größer

→ *Tipp:* Die Übungen im Sitzen können auch prima am Schreibtisch während einer Pause durchgeführt werden. Stelle dabei beide Beine angewinkelt im 45-Grad-Winkel auf den Boden und verankere dein Gesäß und Becken gut in deinem Stuhl, ohne die Lehne zu berühren.

Flow gegen Bauchschmerzen II

Seit- und Rückbeuge im Sitzen

1. Atme im Sitzen in Stockhaltung ein und aus. Öffne einatmend deine Beine mit geflexten Zehen zu einem „V“, atme aus. Atme ein und spanne ausatmend deine Bauch- und Beckenmuskulatur an.
2. Hebe einatmend die Arme mit zueinander zeigenden Handflächen über den Kopf.
3. Drehe ausatmend die rechte Körperseite zum rechten Bein und lege beide Arme mit möglichst geradem Rücken darauf ab.
4. Öffne mit der nächsten Einatmung deinen linken Arm nach links oben und ziehe ausatmend deine gestreckten Finger Richtung Decke. Dein rechter Arm bleibt auf dem rechten Bein. Dein Blick folgt der linken Hand, der Nacken ist gestreckt. Linke Pobacke und rechter Oberschenkel drücken in die Matte. (Bild)

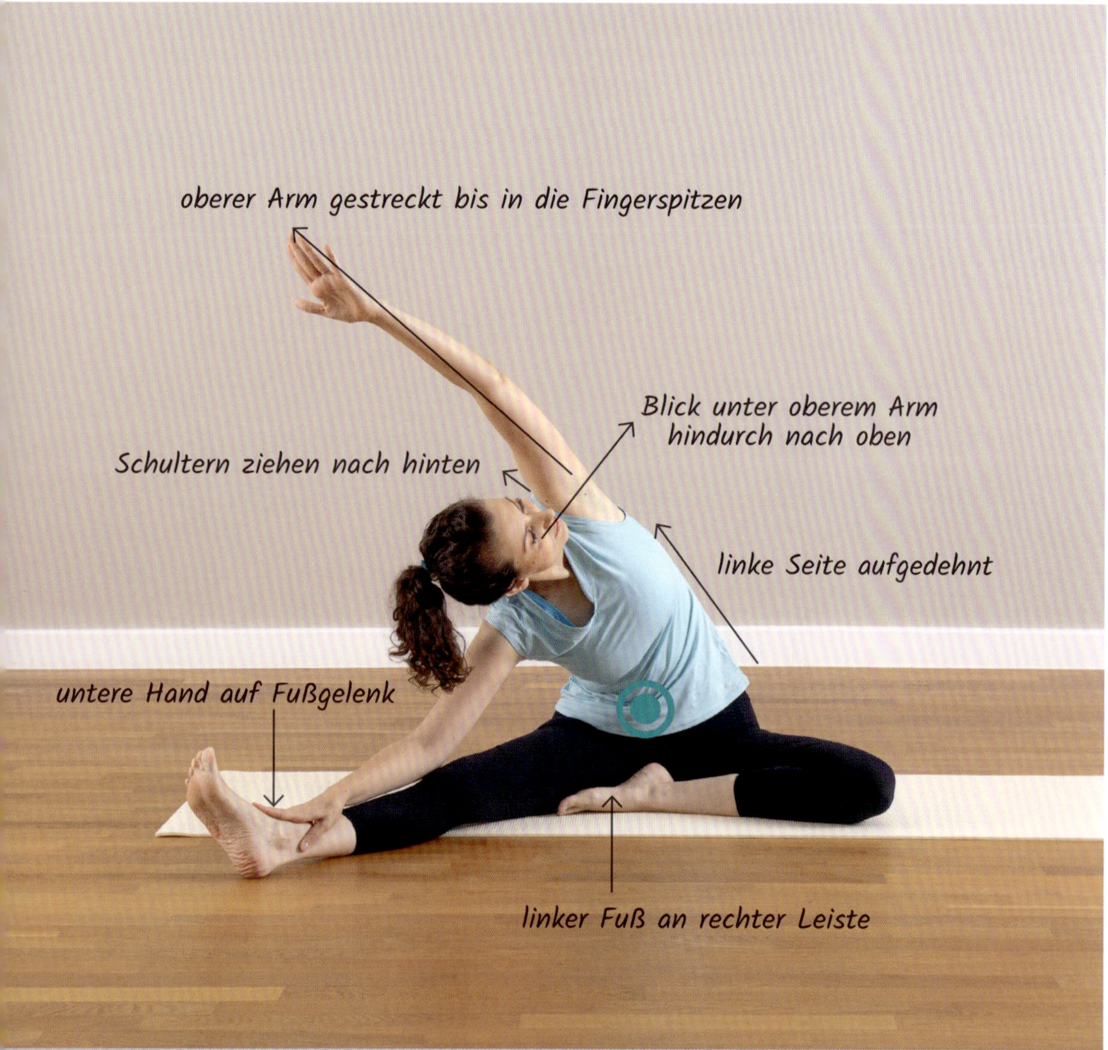
oberer Arm gestreckt bis in die Fingerspitzen
Blick unter oberem Arm hindurch nach oben
Schultern ziehen nach hinten
linke Seite aufgedehnt
untere Hand auf Fußgelenk
linker Fuß an rechter Leiste

Weiter geht's auf der nächsten Seite.

Bei Verstopfung und Verdauungsbeschwerden. Durch die Dreh- und Schaukelbewegungen in diesem Flow werden Becken und Bauchorgane besser durchblutet und die Darmtätigkeit angeregt. Somit wirkt die leichte Aktivität krampflösend und entstauend auf deine inneren Organe.

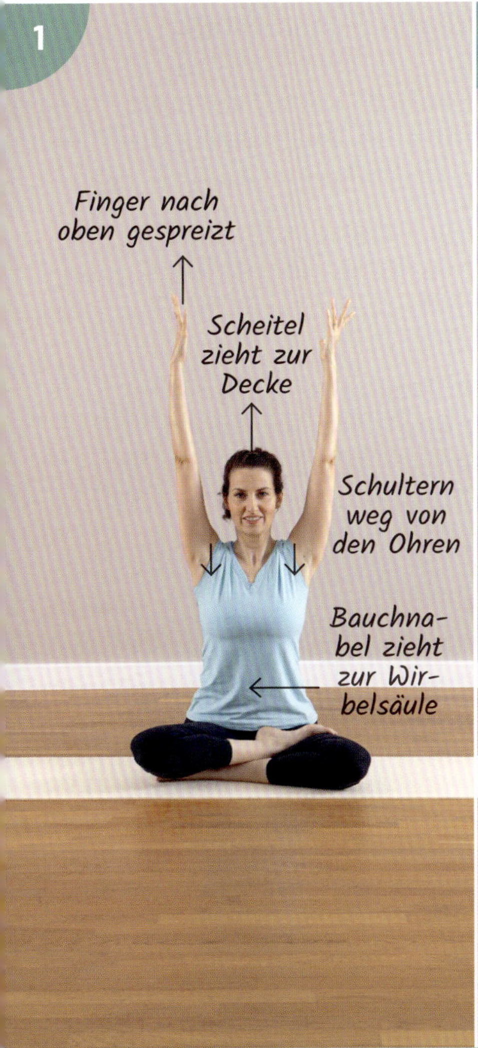
1
Finger nach oben gespreizt
Scheitel zieht zur Decke
Schultern weg von den Ohren
Bauchnabel zieht zur Wirbelsäule

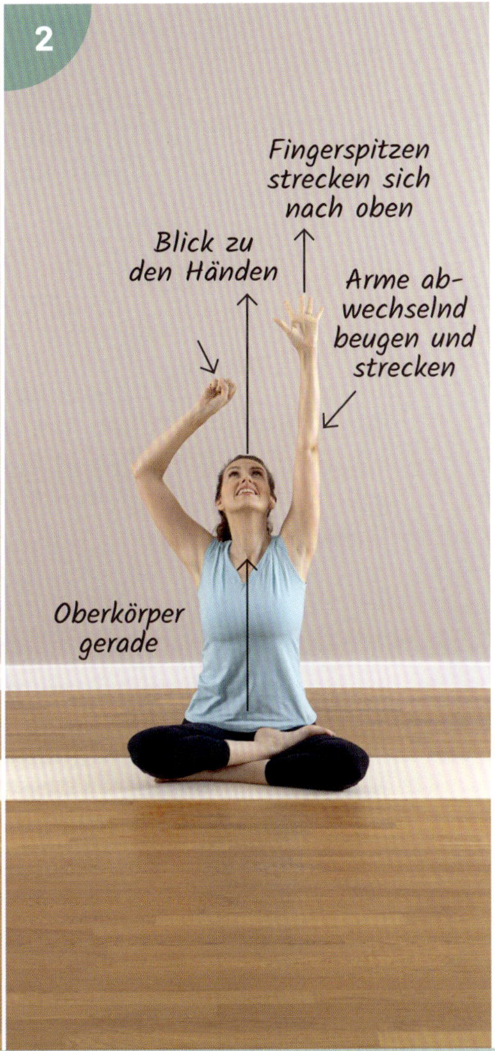
2
Fingerspitzen strecken sich nach oben
Blick zu den Händen
Arme abwechselnd beugen und strecken
Oberkörper gerade

Äpfelpflücken im Sitzen

1. Im halben Lotus sitzend, nimm mit der nächsten Einatmung deine Arme seitlich nach oben. Dein Kopf ist in Verlängerung der Wirbelsäule, der Bauchnabel zieht nach innen, die Schultern nach unten. Deine Finger sind aktiv gestreckt, die Handflächen zeigen zueinander. (Bild 1)
2. Pflücke abwechselnd imaginäre Äpfel, indem die Finger der ausgestreckten Hand sich weit Richtung Decke strecken und die andere Hand am leicht seitlich angewinkelten Arm eine Faust bildet. (Bild 2)
3. Ziehe die Schultern dabei aktiv weg von den Ohren, dein Oberkörper bleibt gerade. Der Atem fließt gleichmäßig.
4. Spüre die Lockerung im Schultergürtel für 5-10 Atemzüge. Löse auf und schüttle die Hände.

Weiter geht's auf der nächsten Seite. ↗

→ *Tipp:* Bei Bedarf setze dich auf einen Block oder eine Decke, damit dein Becken gerade bleibt. Diese Übung lässt sich ebenso gut im Stehen in der Bergposition praktizieren.

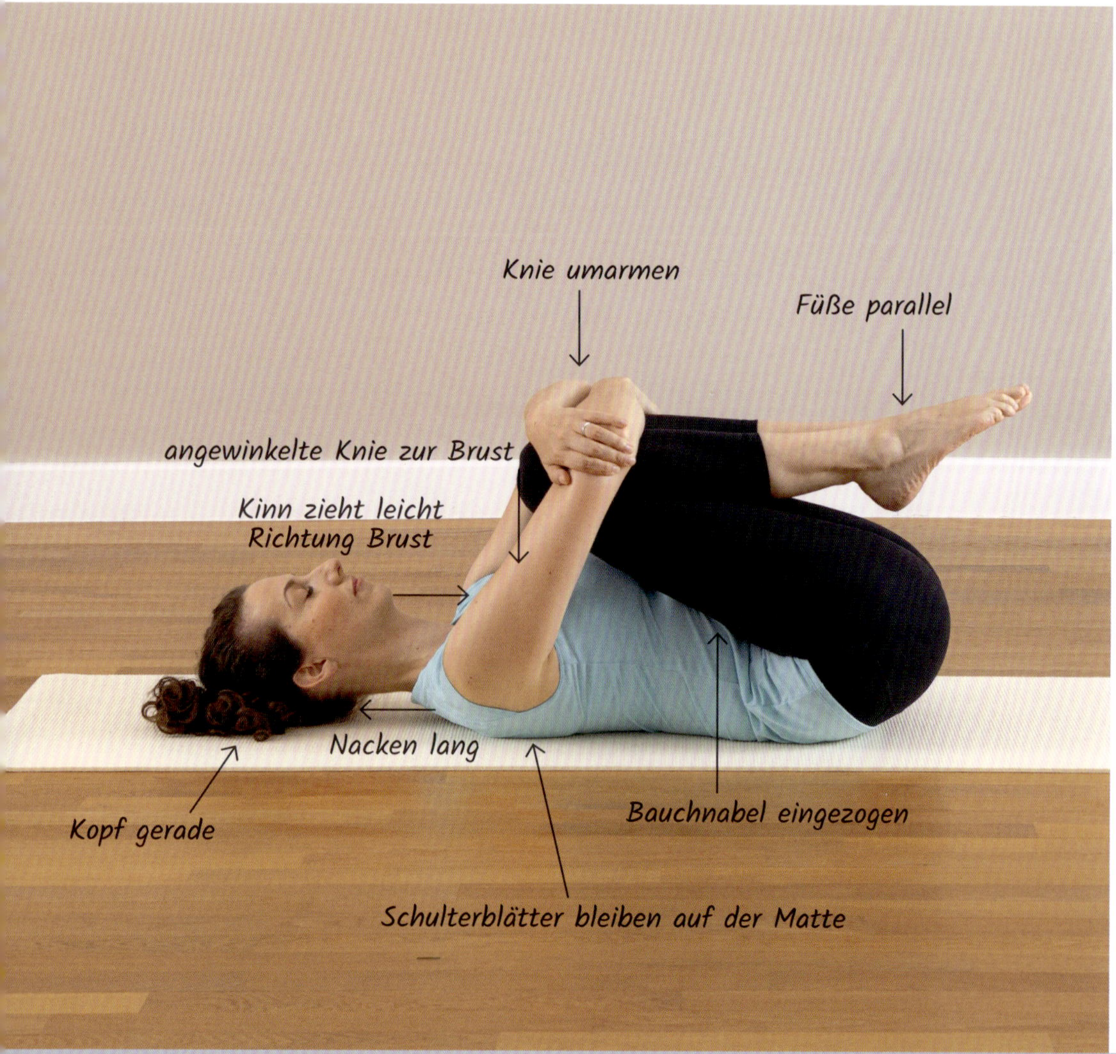

Apanasana – Die Päckchenhaltung

1. Drehe dich über die Seite auf den Rücken. Streck dich lang aus. Schließe die Augen. Atme. Spüre die Matte unter dir.
2. Schiebe deine Wirbelsäule einatmend leicht in die Unterlage. Ziehe dein Kinn ausatmend sanft zur Brust und verlängere deinen Nacken.
3. Ziehe nun ausatmend deine angewinkelten Knie zur Brust und deinen Bauchnabel ein, umfasse deine Knie mit Händen oder Armen – kompakt wie ein Päckchen. (Bild)
4. Mit jedem Atemzug sinken deine Knie ein Stück weiter Richtung Brust. Gesichtsmuskeln, Kiefer und Zunge sind entspannt. Schenke dir ein inneres und äußeres Lächeln.
5. Schaukle leicht auf deinem unteren Rücken hin und her und massiere so für 5–10 Atemzüge sanft deinen Rücken.

→ *Tipp:* Lege dir bei Bedarf eine gefaltete Decke bereit, falls du zu frieren beginnst. Falls nötig, lege dir eine zweite Decke zwischen Kopf und Schultern, um deine Halswirbelsäule zu schützen. Achtung: Die Übung ist nicht während der Schwangerschaft oder bei starken Knieschmerzen geeignet.

Katze & Kuh im Sitzen

1. Im halben Lotus sitzend, lege die Hände auf deine Knie. Atme ein.
2. Wölbe ausatmend den oberen Rücken Wirbel für Wirbel Richtung Decke, wobei dein Kopf nach unten sinkt. Dein Becken kippt leicht nach vorne. (Bild 1)
3. Komm vom **Katzenbuckel** langsam wieder in die gerade Position und ...
4. ... ziehe dann einatmend direkt den Brustkorb nach vorn und oben, mach deine Wirbelsäule lang, bis du in ein kleines Hohlkreuz kommst, die **Kuh**.
5. Der Blick geht nach vorne, der Nacken wird lang und die Schultern ziehen weg von den Ohren. Entspanne dich. (Bild 2)
6. Führe die Katze-Kuh-Bewegungen fließend in deinem Atemrhythmus 10–15-mal fort.
7. Komm wieder in den halben Lotus, schließe die Augen und nimm noch einige ruhige Atemzüge zum Ausklang. Spüre nach.

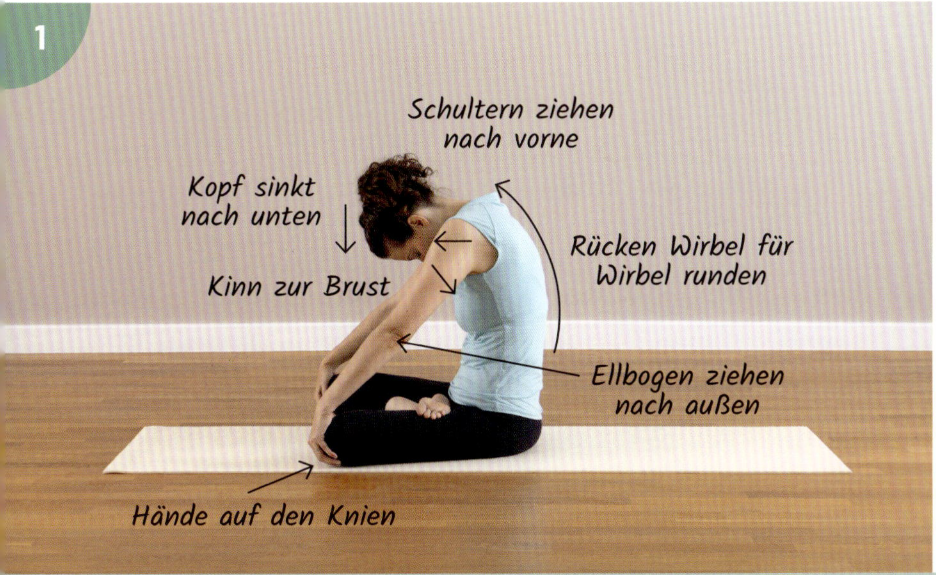
1
Schultern ziehen nach vorne
Kopf sinkt nach unten
Rücken Wirbel für Wirbel runden
Kinn zur Brust
Ellbogen ziehen nach außen
Hände auf den Knien

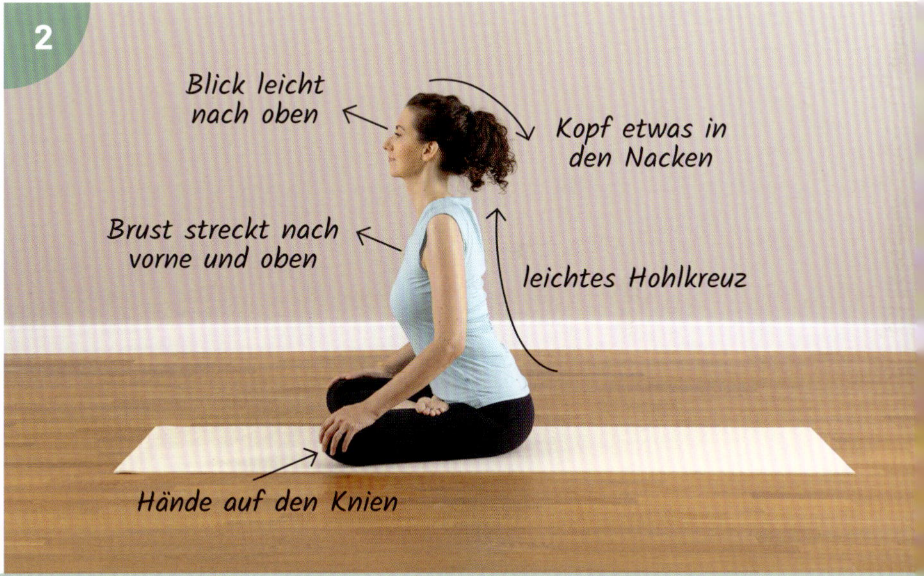
2
Blick leicht nach oben
Kopf etwas in den Nacken
Brust streckt nach vorne und oben
leichtes Hohlkreuz
Hände auf den Knien

Laufender herabschauender Hund

1. Komm in den Vierfüßlerstand. Platziere deine Hände schulterbreit eine Handlänge weiter nach vorne an den Anfang deiner Matte. Deine Füße sind hüftbreit, die Zehen aufgestellt.

2. Schiebe ausatmend deinen Po nach hinten oben, strecke dich aus den Armen und Füßen heraus nach oben. Lass gerne deine Knie leicht gebeugt. (Bild 1)

3. Laufe nun mit deinen Füßen ein- und ausatmend auf der Stelle, bewege die Fersen abwechselnd Richtung Po und Boden. Die Kraft kommt dabei aus deinen Armen und Handgelenken. (Bild 2)

4. Laufe für einige Atemzüge weiter, spüre bewusst, wie sich dein Bauch entspannt.

5. Löse. Komm in einen Fersensitz.

Weiter geht's auf der nächsten Seite.

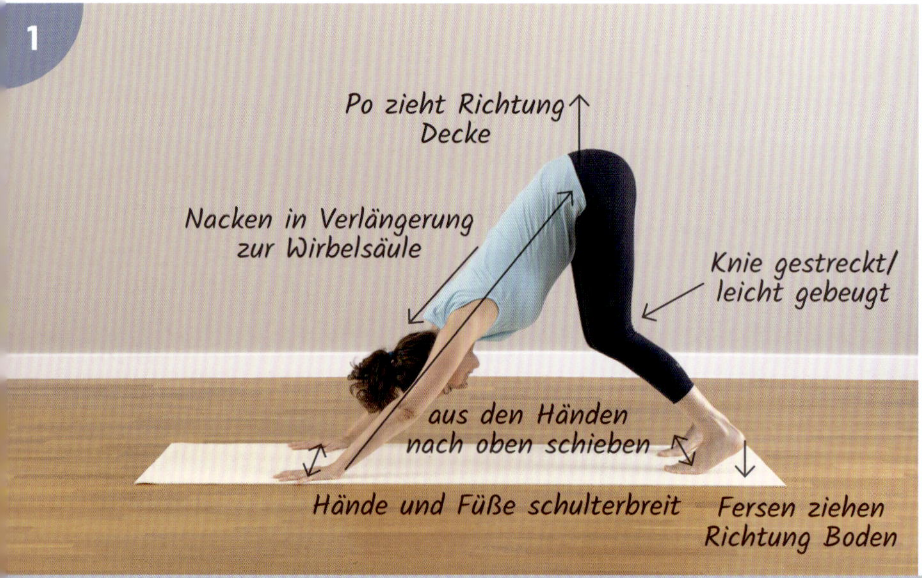

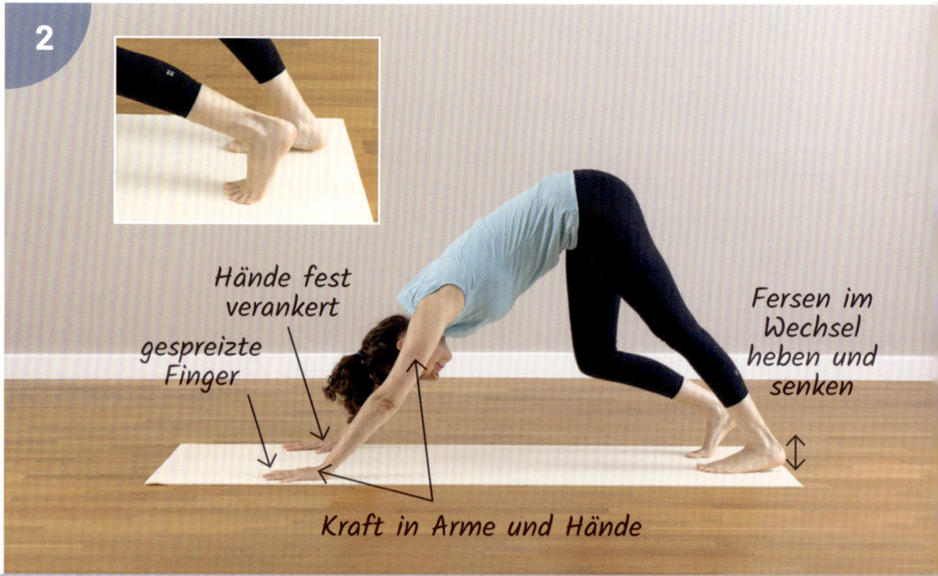

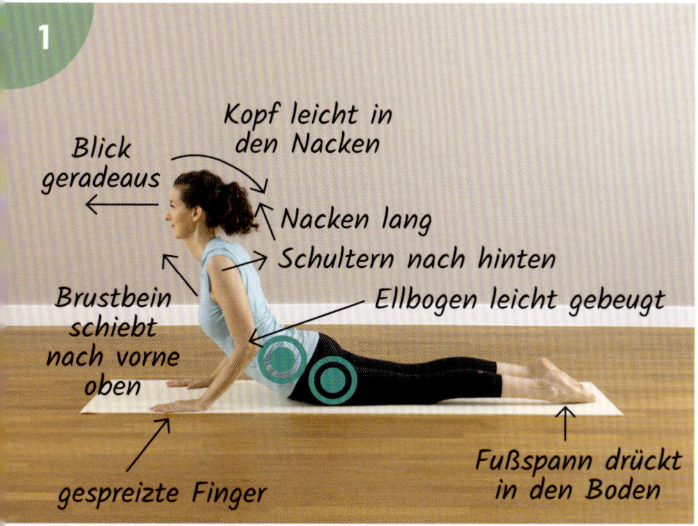
1
Kopf leicht in den Nacken
Blick geradeaus
Nacken lang
Schultern nach hinten
Brustbein schiebt nach vorne oben
Ellbogen leicht gebeugt
Fußspann drückt in den Boden
gespreizte Finger

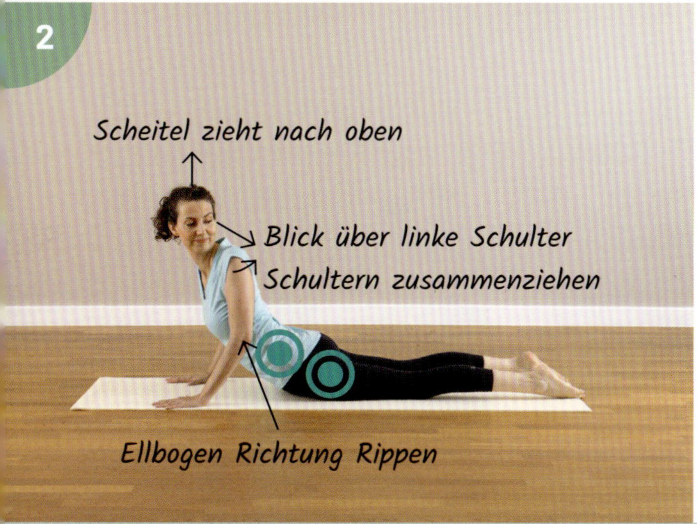
2
Scheitel zieht nach oben
Blick über linke Schulter
Schultern zusammenziehen
Ellbogen Richtung Rippen

Twist & relax

Gedrehte Kobra

1. Komm in die Bauchlage, deine aufeinandergelegten Hände liegen unter deiner Stirn. Platziere ggf. eine leichte Decke unter deine Hüfte oder deine Stirn.
2. Setze deine angewinkelten Hände einatmend neben deine Brust, die Ellbogen eng am Oberkörper, und atme aus. Deine Finger sind gespreizt, deine Schultern ziehen Richtung Po und weg von den Ohren.
3. Schiebe deinen Oberkörper nun einatmend nach oben. Drücke dich dabei mit den Händen und Füßen fest in den Boden. Deine Oberschenkel, Becken- und Bauchmuskulatur sind angespannt. Dein Brustbein streckt sich nach oben. (Bild 1)
4. Drehe deinen Kopf mit deiner Ausatmung sanft nach links und schaue dabei seitlich über deine Schulter. Die Kobra schaut sich um.
5. Atme ein und blicke ausatmend noch ein Stück weiter über deine Schulter, vielleicht bis zu deinen Füßen. Halte mit fließendem Atem für 5–10 Atemzüge. (Bild 2)
6. Drehe deinen Kopf mit der nächsten Einatmung und aktivierter Bauchmuskulatur langsam wieder in eine neutrale Position und lege dich ab.
7. Wiederhole auf der rechten Seite.

→ *Tipp:* Die Kraft kommt aus der Brustwirbelsäule, nicht aus den Armen oder dem unteren Rücken. Drehe deinen Kopf nur so weit, wie es sich für deinen Nacken und deine Schultern gut anfühlt.

Weiter geht's auf der nächsten Seite.

Gegen Schmerzen im Nacken. Du hast im Luftzug gesessen, dich verlegen oder zu lange in schlechter Sitzhaltung verbracht? Dieser Flow lockert sanft deine schmerzende Nackenmuskulatur und hilft dabei, die Verspannung schneller zu lösen.

Flow gegen Bauchschmerzen I

Halber Drehsitz

1. Gehe in den Langsitz, spanne ausatmend Bauch- und Beckenmuskulatur an (**Stockhaltung**).
2. Stelle einatmend deinen linken Fuß außen neben dem rechten Knie ab. Dein rechtes Bein bleibt gestreckt, die Zehen flexen zur Decke. (Bild 1)
3. Strecke einatmend deinen rechten Arm aus und umarme ausatmend dein linkes Bein in Kniehöhe mit deinem rechten Arm. Drehe dich dabei zur linken Seite auf.
4. Stelle deine linke Hand hinter deinem Rücken auf und stütze dich ab. Spüre deinen **halben Drehsitz** zur linken Seite für 5–10 Atemzüge. Richte dich mit jeder Einatmung ein Stück weiter auf. (Bild 2)
5. Löse mit angespannter Bauch- und Beckenmuskulatur, komm wieder in Stockhaltung, spüre nach. Wiederhole auf der rechten Seite.

Weiter geht's auf der nächsten Seite.

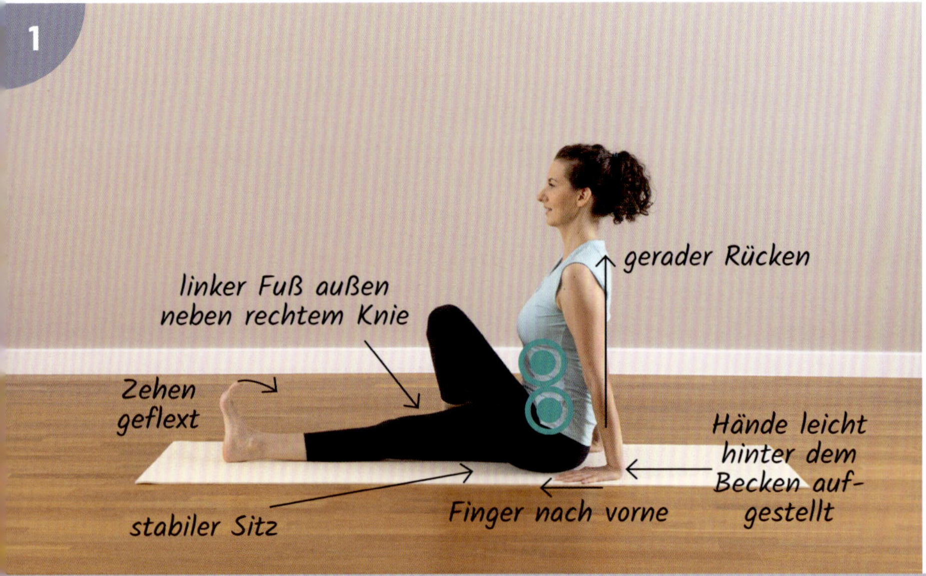

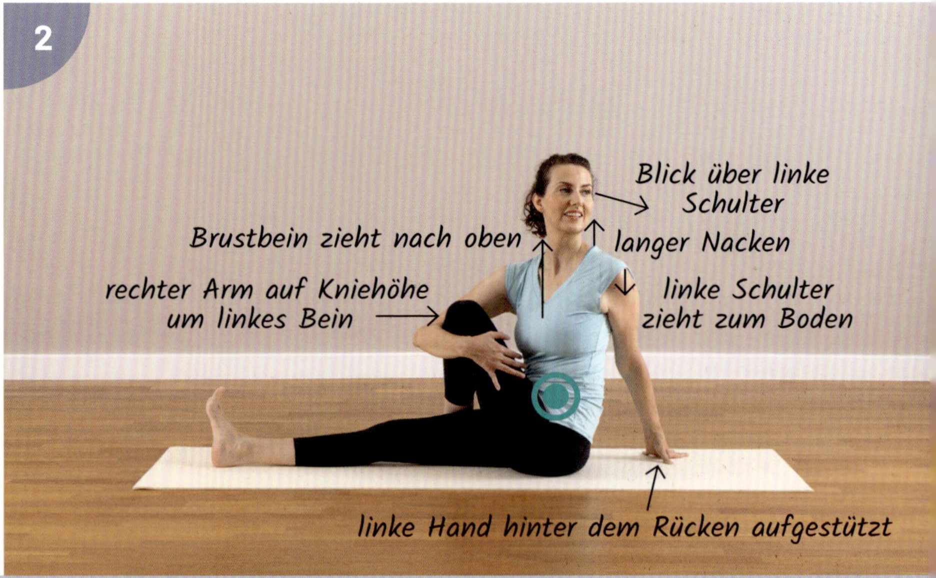

Bei Verdauungsbeschwerden und Regelschmerzen. *Die Übungen dieses Flows massieren die Unterleibsorgane durch Drehungen und tiefe, fließende Bauchatmung. Dadurch werden gestaute Gase und Krämpfe gelöst und die Bänder, welche die Organe halten, im Atemrhythmus entspannt.*

Nickender herabschauender Hund

1. Komm in den Vierfüßlerstand.
2. Platziere deine Hände schulterbreit eine Handlänge weiter nach vorne an den Anfang deiner Matte. Deine Füße sind hüftbreit platziert, die Zehen aufgestellt.
3. Schiebe dich ausatmend nach hinten oben, sodass dein Po sich Richtung Decke streckt und du dich aus den Armen und Füßen heraus nach oben drückst. (Bild 1)
4. Führe mit deinem Kopf kleine Nick- und Kreisbewegungen durch, drehe den Kopf leicht hin und her. Dein Hals ist dabei entspannt in Verlängerung deiner Wirbelsäule. (Bild 2)
5. Komm zurück in den Vierfüßlerstand.

Weiter geht's auf der nächsten Seite.

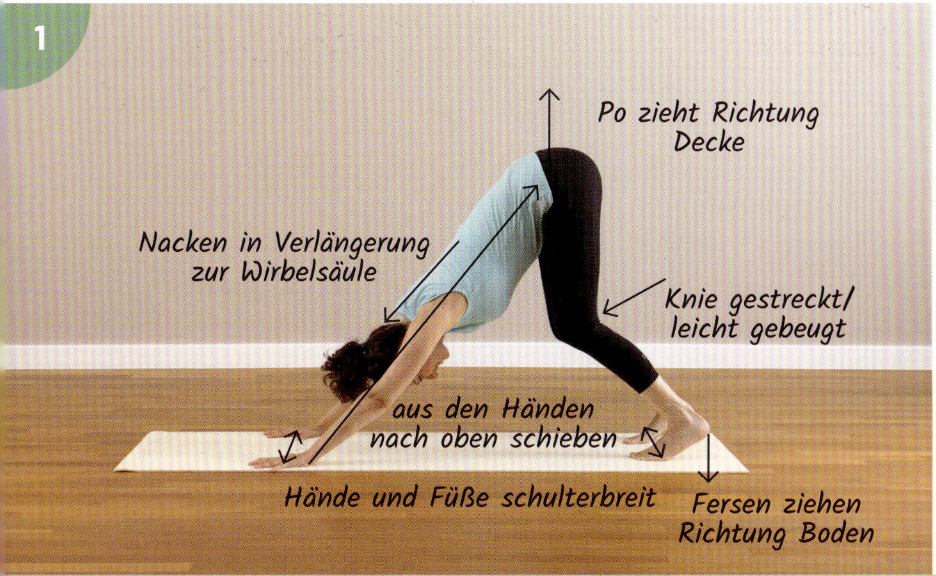

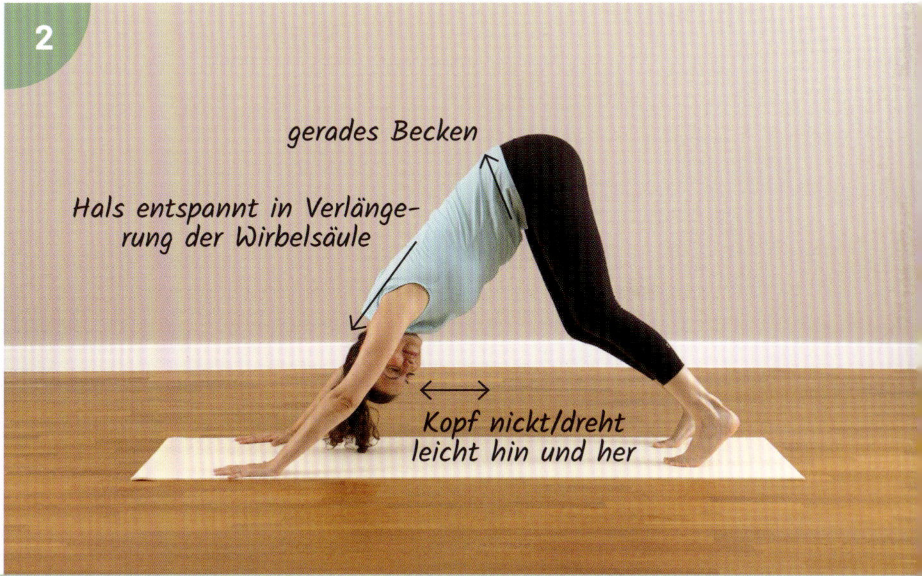

Gegen Bauchschmerzen

Bauchschmerzen können vielfältige Gründe haben und uns das Leben sehr schwer machen. Etwas Falsches gegessen, Blähungen, Regelbeschwerden oder Stress führen zu teilweise sehr starken Schmerzen, gegen die im akuten Fall oft nur Medikamente helfen. Wenn du weder die Zähne zusammenbeißen noch etwas einnehmen möchtest, probiere es einmal mit Yogaübungen, die dich entspannen, dehnen und Bauch und innere Organe massieren. So sorgen sie für schnelleres Abklingen der Schmerzen und ihrer Ursachen. Auch präventiv können die Übungen angewandt werden.

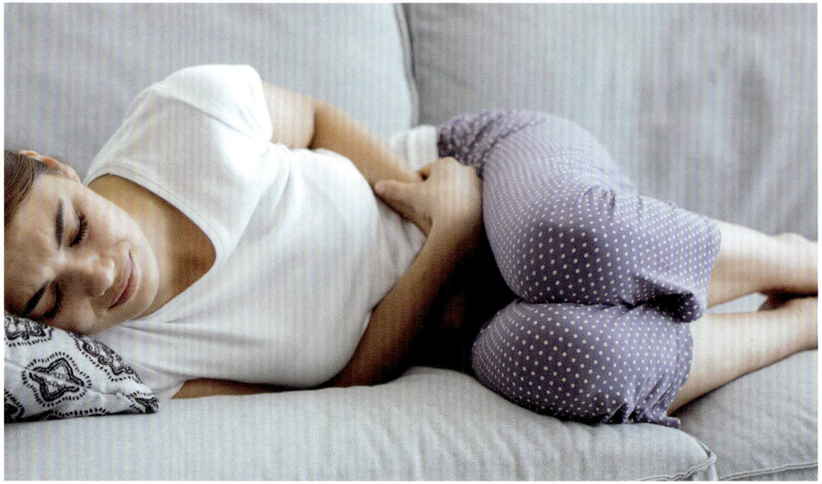

Tipps für den Alltag:

Eine gesunde Lebensweise kann helfen, Bauchschmerzen durch Stress, Verdauungsprobleme oder Menstruationsbeschwerden vorzubeugen oder sie im akuten Fall zu lindern. Dazu zählen in diesem Zusammenhang vor allem:

- → Ausreichend Bewegung, z. B. leichtes Ausdauertraining an zwei bis drei Tagen pro Woche
- → Regelmäßiger Schlafrhythmus und ausreichend Schlaf (mindestens 7 Stunden pro 24 Stunden)
- → Viel frisches Obst und Gemüse, wenig tierisches Fett, ausreichend Omega-3-Fettsäuren und Ballaststoffe
- → Mahlzeiten in Ruhe im Sitzen und bewusst einnehmen, nicht im Gehen, beim Autofahren oder vor irgendeinem Bildschirm
- → Kein Stress auf der Toilette: Lass dir Zeit, stelle ggf. die Füße auf einen kleinen Hocker.
- → Ausreichend Wasser trinken! Mindestens 2 Liter pro Tag.
- → Magnesium gegen Krämpfe (also besser Bananen und Cashewnüsse statt Schokolade, leider)
- → Stress vermeiden, auch in der Freizeit (niemand muss sich mit Bauchschmerzen durch eine Verabredung quälen!)
- → Praktiziere neben den Flows in diesem Kapitel auch die Atemübungen gegen Stress am Ende des Buches, lege dabei eine wärmende Hand auf deinen Bauch.

Seitliche Faust mit Nackendehnung

1. Komm in den Fersensitz.
2. Führe mit der nächsten Einatmung deine gestreckten Arme hinter dich, kreuze deine Hände und verschränke ausatmend deine Finger zur Faust.
3. Lege deine Faust auf deiner linken Hüfte ab. Dein rechter Arm berührt dabei deinen Rücken, der linke Arm ist leicht seitlich angewinkelt. Atme ein und aus. (Bild 1)
4. Atme ein und kippe deinen Kopf ausatmend langsam zur linken Seite. Dein aktiv gestreckter Nacken wird aufgedehnt, deine rechte Schulter zieht nach hinten Richtung Boden. (Bild 2)
5. Atme und genieße diese Weite mit geschlossenen Augen für 5–10 Atemzüge. Wiederhole auf der anderen Seite.
6. Komm zurück in den Fersensitz.

Weiter geht's auf der nächsten Seite. ↗

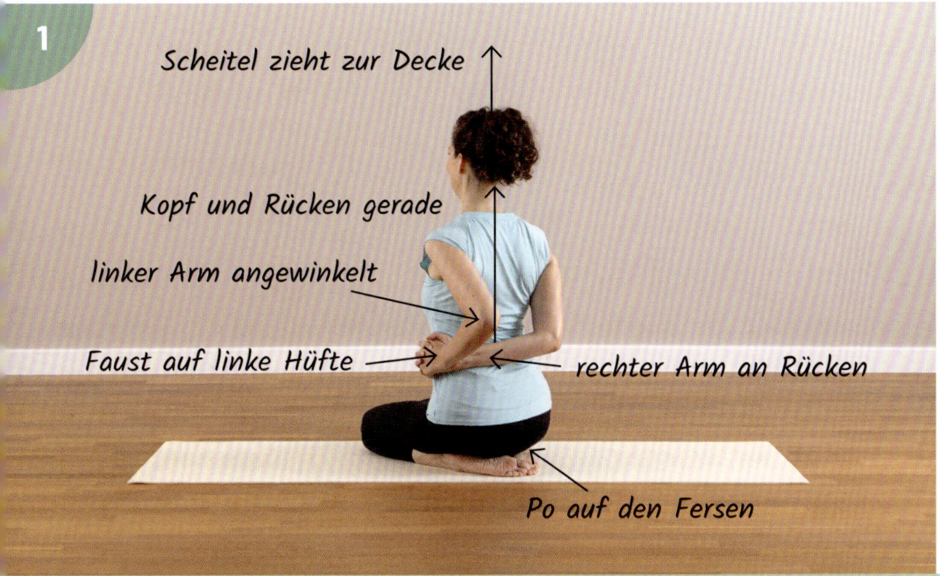

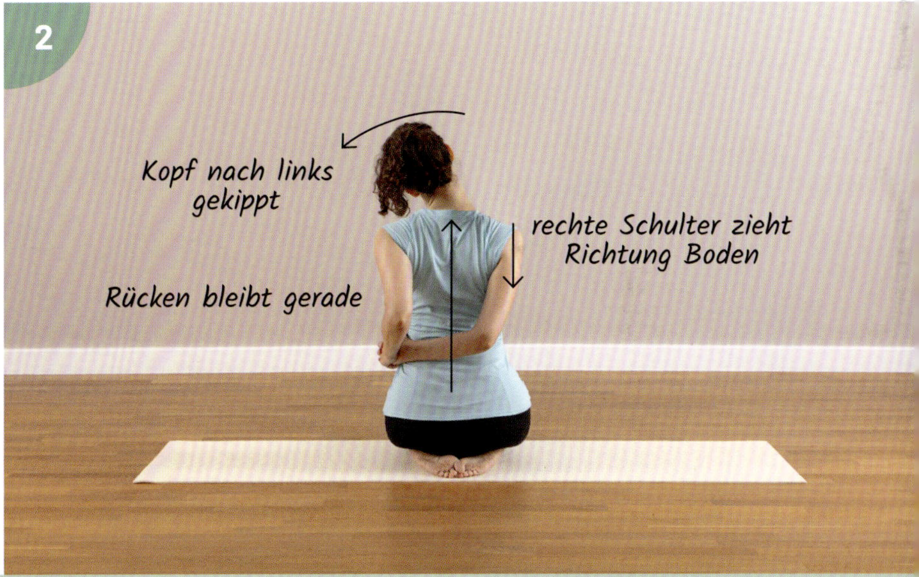

Happy Baby

1. Drehe dich auf deinen Rücken und schließe die Augen. Lass deine Atmung natürlich fließen.
2. Nimm die Kontaktpunkte deines Körpers mit der Matte wahr. Ziehe dein Kinn ausatmend leicht zur Brust. Die Schultern ziehen nach hinten.
3. Winkle einatmend deine Beine an und ziehe deine Knie zur Brust. Atme aus. (Bild 1)
4. Umfasse einatmend von außen deinen Fußspann und öffne ausatmend deine angewinkelten Beine zur Seite in die **Happy-Baby-Position**. (Bild 2)
5. Rolle für 5–10 Atemzüge leicht auf deinem unteren Rücken nach rechts und links, genieße das entspannende Schaukeln.
6. Schließe deine Beine wieder und umarme dabei deine Knie (**Päckchen-Position**). Spüre nach.

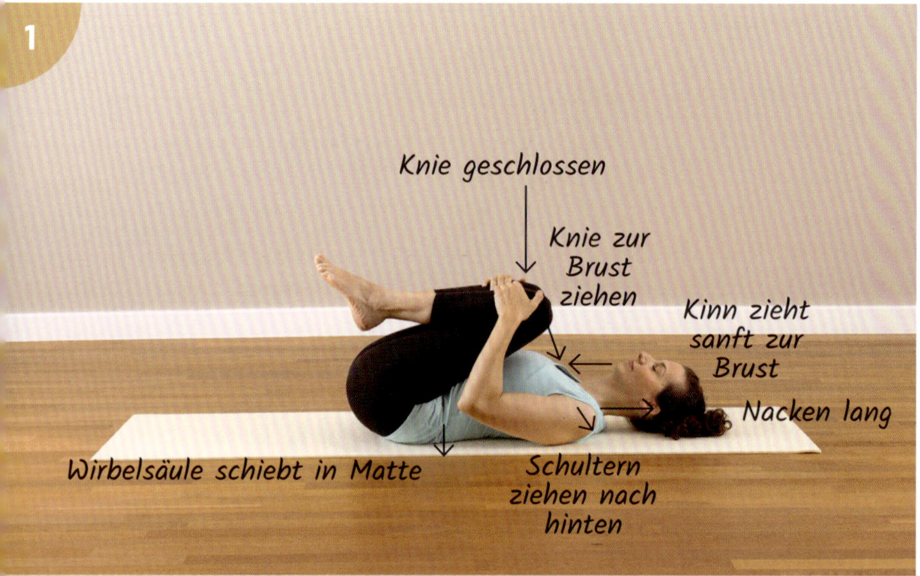

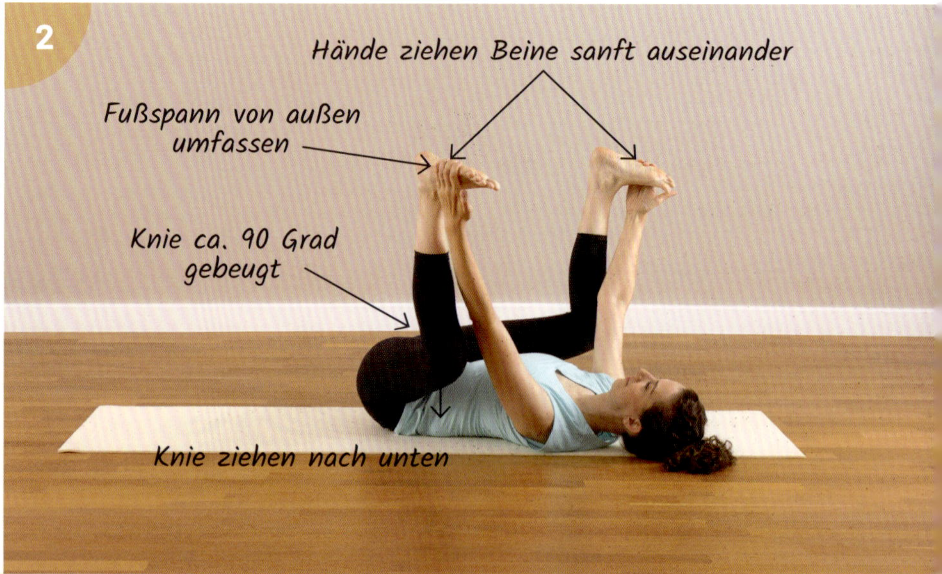

→ *Achtung:* Die Übung ist nicht während der Schwangerschaft oder bei starken Knieschmerzen geeignet.

Kindspose

1. Beuge aus dem Fersensitz deinen Oberkörper nach vorn und lege ihn auf deinen Oberschenkeln ab. Dein Nacken ist lang, dein Blick geht nach unten.
2. Lege die Stirn auf dem Boden ab. Deine Arme liegen locker neben dem Körper auf dem Boden, die Finger zeigen nach hinten, die Handflächen nach oben. Entspanne dich.
3. Drehe den Kopf langsam nach rechts und halte für 5 Atemzüge. Komm für einen Atemzug zurück zur Mitte, dann drehe den Kopf für 5 Atemzüge nach links. (Bild 1)
4. Falls es angenehmer für deinen Rücken ist, kannst du deine Unterarme auch vor dem Körper ablegen und deine Fäuste übereinanderlegen. Darauf legst du deine Stirn ab und drehst dann wie oben beschrieben den Kopf. (Bild 2)

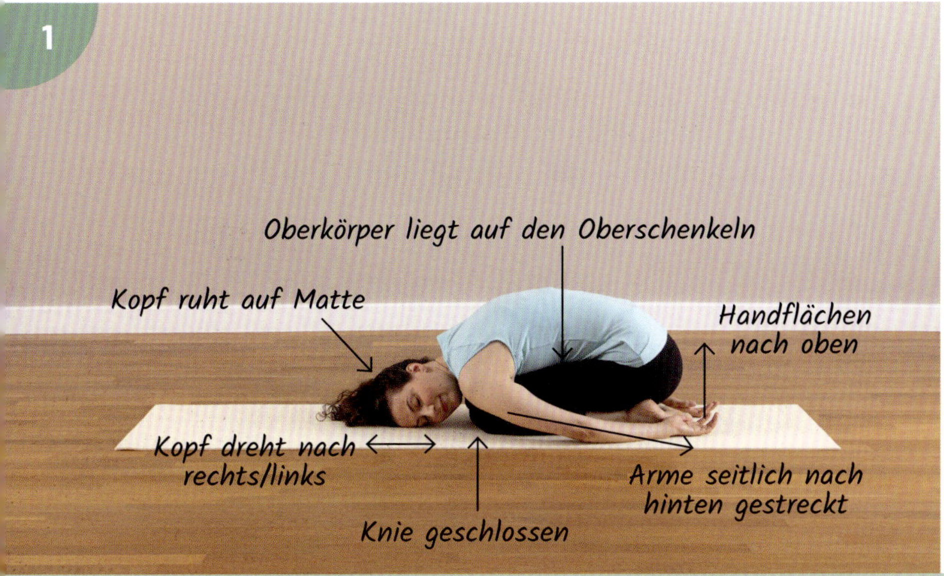
1
Oberkörper liegt auf den Oberschenkeln
Kopf ruht auf Matte
Handflächen nach oben
Kopf dreht nach rechts/links
Arme seitlich nach hinten gestreckt
Knie geschlossen

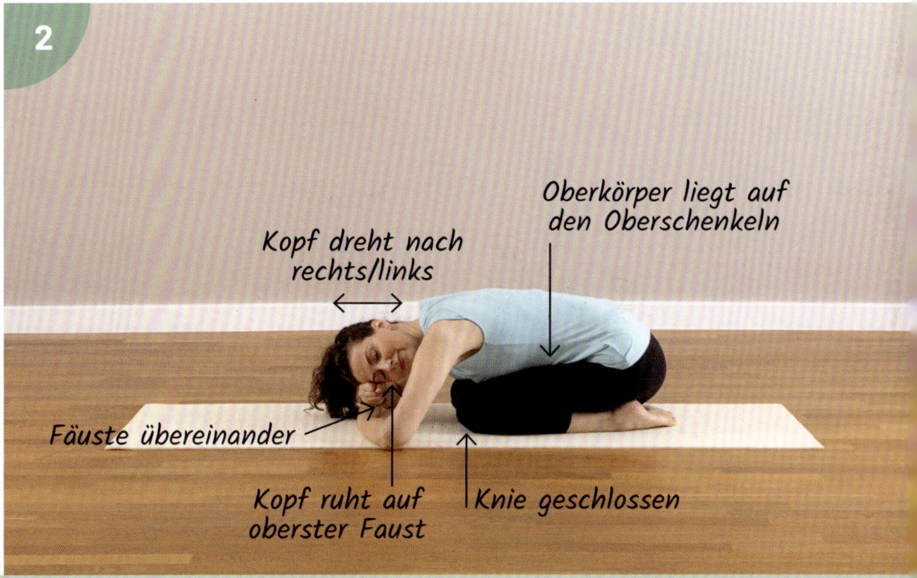
2
Oberkörper liegt auf den Oberschenkeln
Kopf dreht nach rechts/links
Fäuste übereinander
Kopf ruht auf oberster Faust
Knie geschlossen

→ ***Tipp:*** Lege dir ein Kissen unter deinen Po, auf deine Oberschenkel oder unter deine Stirn.

Fußgelenk-Übungen im Boot

1. Komm in den Langsitz mit geradem Rücken und gestreckten Beinen. Deine Handflächen berühren neben deinem Becken den Boden. Die Fingerspitzen zeigen aufgespreizt zu deinen Füßen.

2. Winkle die Beine an und stelle die Füße auf die Matte. Atme ein und kipp deinen Oberkörper mit geradem Rücken ausatmend leicht nach hinten in **Bootshaltung**, dabei lösen sich die Füße vom Boden.

3. Führe mit deinen Füßen für 5–10 Atemzüge kleine Kreisbewegungen in alle Richtungen durch. Setze die Füße ab und spüre nach. (Bild 1)

4. Komm wieder in Bootshaltung und führe mit deinen angewinkelten Beinen abwechselnd kleine Tretbewegungen nach vorne aus. Denke an Becken- und Bauchspannung. (Bild 2)

Weiter geht's auf der nächsten Seite.

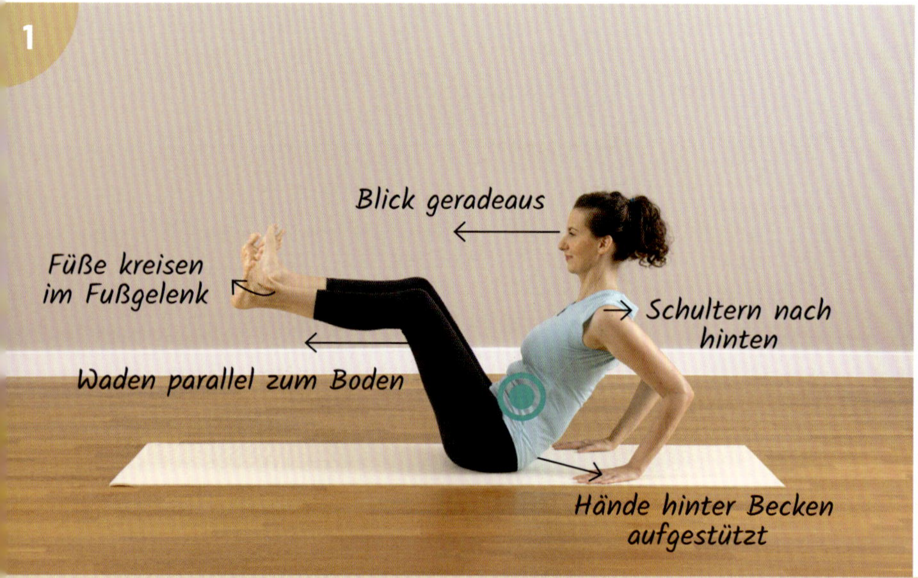
1
Blick geradeaus
Füße kreisen im Fußgelenk
Schultern nach hinten
Waden parallel zum Boden
Hände hinter Becken aufgestützt

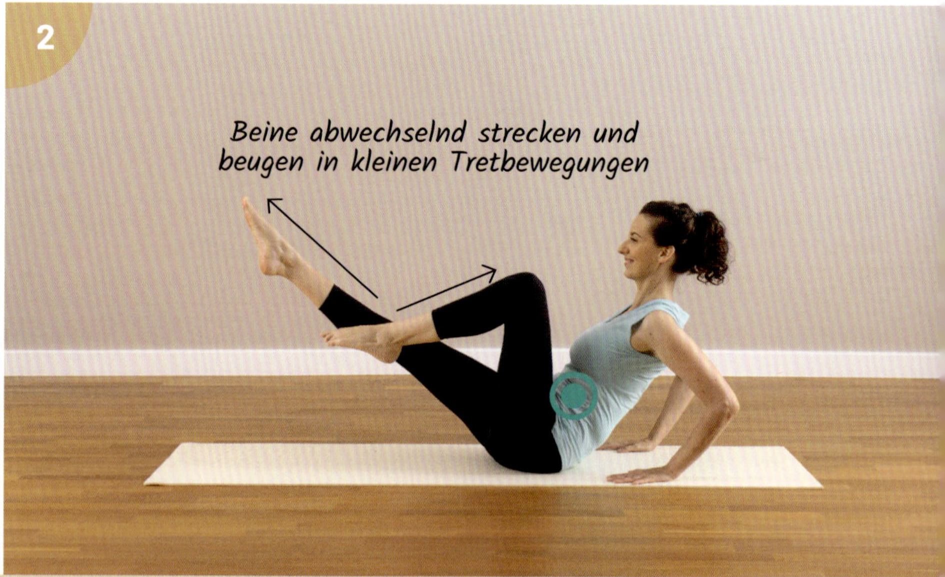
2
Beine abwechselnd strecken und beugen in kleinen Tretbewegungen

→ *Tipp:* Du kannst deine Arme entweder aktiv seitlich von dir strecken oder deine Handflächen seitlich neben deinem Becken platzieren und dich leicht abstützen. Die Kraft kommt aus deinem Becken.

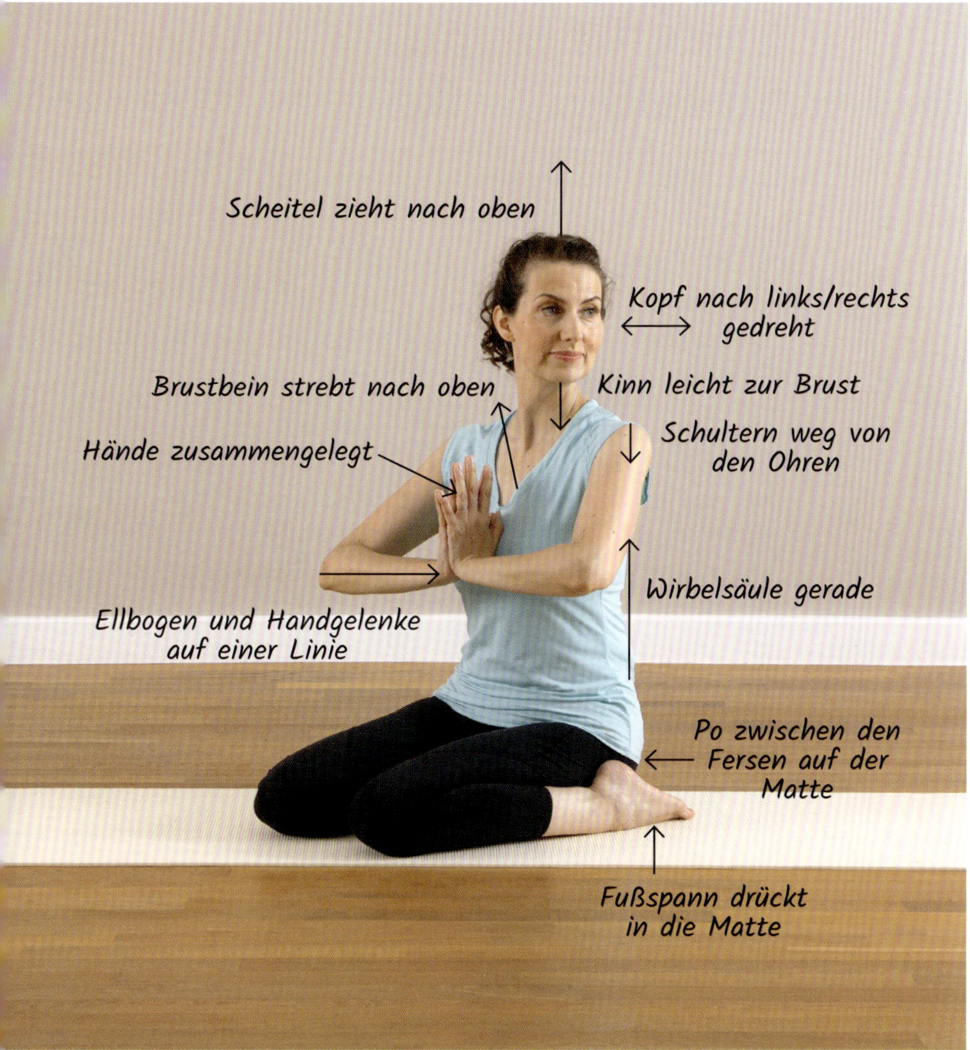
Scheitel zieht nach oben
Kopf nach links/rechts gedreht
Brustbein strebt nach oben
Kinn leicht zur Brust
Schultern weg von den Ohren
Hände zusammengelegt
Wirbelsäule gerade
Ellbogen und Handgelenke auf einer Linie
Po zwischen den Fersen auf der Matte
Fußspann drückt in die Matte

Sanfte Nackenbewegungen

Sitzender Held mit Nackendrehung

1. Knie dich mit leicht geöffneten Oberschenkeln auf deine Matte.
2. Umfasse locker deine Knie, beuge deinen Oberkörper kurz leicht nach vorne und senke deinen Po ausatmend zwischen deine Füße und Unterschenkel auf die Matte ab. Richte den Rücken wieder gerade auf. Lege dir alternativ zwischen Ober- und Unterschenkel eine gefaltete Decke; deine Fersen liegen dann unter deinen Sitzknochen, deine Beine sind stärker geschlossen und deine Fersen mehr zueinander.
3. Lege deine Handflächen vor der Brust aneinander. Atme ein und drehe deinen Kopf ausatmend leicht zur rechten Seite. Führe ihn einatmend zur Mitte zurück und drehe ihn ausatmend langsam zur linken Seite. Wiederhole für 5–10 Atemzüge. (Bild)

→ *Tipp:* Setze dich auf einen Yogablock oder ein dickes Buch, solltest du mit dem Po nicht zwischen den Fersen auf die Matte gelangen. Dein Fußspann liegt daneben, die Knie ziehen zueinander.

Weiter geht's auf der nächsten Seite.

Bei steifem Nacken mit eingeschränkter Beweglichkeit. *Du hast dich nachts verlegen oder eine falsche Bewegung gemacht und nun einen einseitig steifen Nacken? Es fällt dir schwer, deinen Nacken zu bewegen? Dann helfen dir sanfte Drehungen und Dehnungen, die du auch nur auf einer Seite durchführen kannst.*

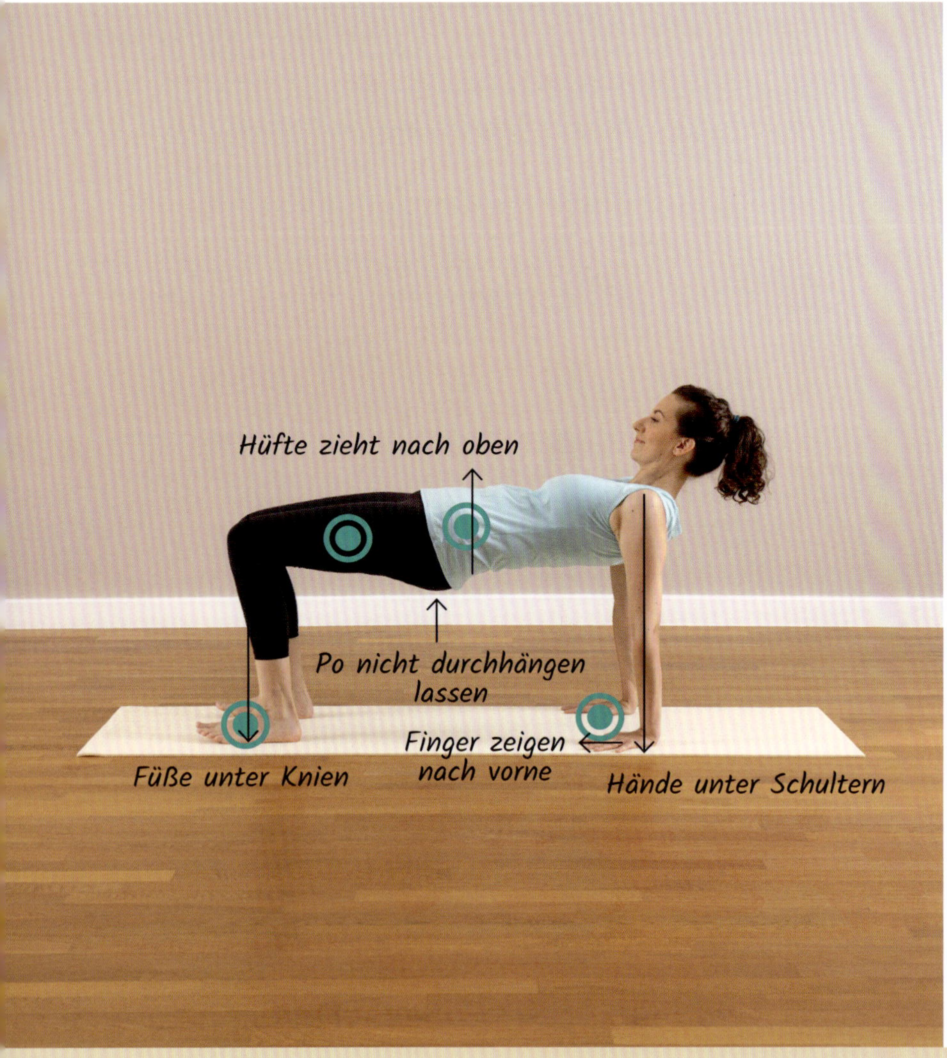
Hüfte zieht nach oben
Po nicht durchhängen lassen
Füße unter Knien
Finger zeigen nach vorne
Hände unter Schultern

Flow 3 für Hand- und Fußgelenke

Tisch

1. Komm in den Langsitz mit geradem Rücken und gestreckten Beinen. Deine Handflächen berühren neben deinem Becken den Boden. Die Fingerspitzen sind aufgespreizt und zeigen zu deinen Füßen.
2. Atme ein und hebe dich aus dem Becken mit angewinkelten Beinen gerade nach oben. Deine Fuß- und Handballen drücken in die Unterlage, deine Finger zeigen zu deinen Fersen. Dein Becken strebt zur Decke und bildet mit Knien und Schultern eine gerade Linie. Blicke nach vorne (etwas einfacher) oder halte Kopf und Nacken klassisch in Verlängerung der Wirbelsäule (etwas anstrengender); der Kopf darf dabei nicht nach unten hängen!
3. Halte für 5–10 Atemzüge bei fließendem Atem. (Bild)
4. Komm zurück, indem du Gesäß und Bauch anspannst, den Po zurück auf die Matte bringst, das Gewicht von den Armen auf dein Gesäß lenkst und die Beine langsam wieder streckst. Spüre nach.

Weiter geht's auf der nächsten Seite.

Bei leichten Schmerzen und präventiv. *Dieser Flow dehnt und mobilisiert Hand- und Fußgelenke und konzentriert sich zudem auf das Zentrum deines Körpers, Bauch und Hüfte. Die Bauchmuskeln werden gestärkt, die Hüftbeuger gestreckt und geöffnet, was auch Knieproblemen vorbeugen kann.*

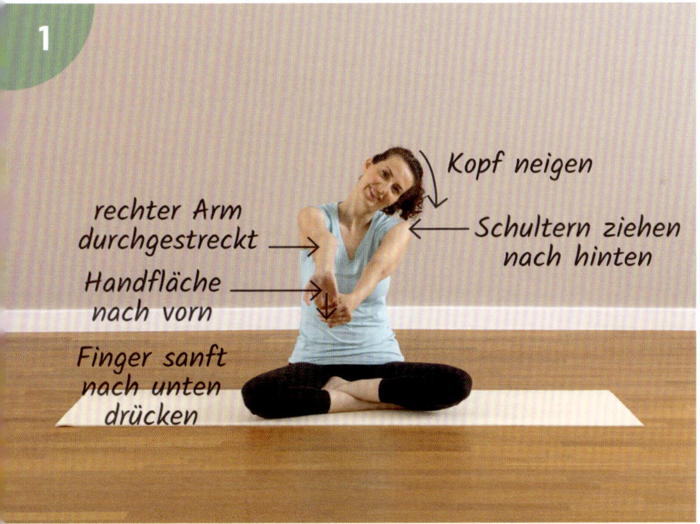
1
Kopf neigen
rechter Arm durchgestreckt
Schultern ziehen nach hinten
Handfläche nach vorn
Finger sanft nach unten drücken

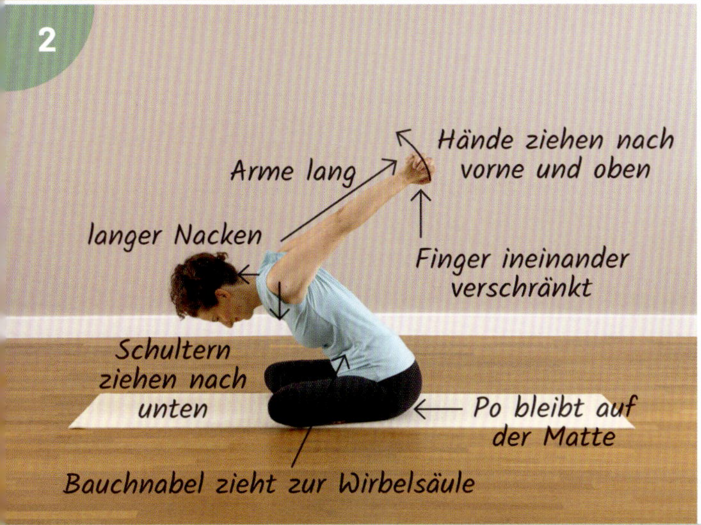
2
Hände ziehen nach vorne und oben
Arme lang
langer Nacken
Finger ineinander verschränkt
Schultern ziehen nach unten
Po bleibt auf der Matte
Bauchnabel zieht zur Wirbelsäule

Nacken- und Schulterdehnung

1. Komm in einen Schneidersitz. Alternativ liegen deine Fersen voreinander vor deinem Schambein. Dein Rücken ist gerade aufgerichtet, der Nacken lang. Dein Blick geht nach vorn.

2. Strecke nun deinen rechten Arm einatmend nach vorne und umfasse mit der linken Hand die Finger deiner rechten Hand. Ziehe die Finger der rechten Hand ausatmend Richtung Boden, die Ellbogenbeuge streckt sich nach oben.

3. Ziehe deine linke Schulter nach unten und beuge deinen Kopf ausatmend zur linken Seite, sodass deine rechte Nackenseite sanft gedehnt wird. (Bild 1)

4. Wechsle nach 5–10 Atemzügen die Seite. Achte immer darauf, dass beide Sitzbeinhöcker stabil am Boden bleiben.

5. Wenn du mehr magst, verschränke deine Hände hinter deinem Rücken zur Faust, öffne deinen Brustkorb, ziehe deinen Nacken nach hinten.

6. Nun hebe die verschränkten Arme ausgestreckt ein Stück Richtung Decke. Beuge dich dabei aus der Hüfte nach vorne. (Bild 2)

Weiter geht's auf der nächsten Seite. ↗

→ *Tipp:* Diese Übung kann prima bei schmerzendem Nacken und verspannten Schultern am Schreibtisch ausgeführt werden.

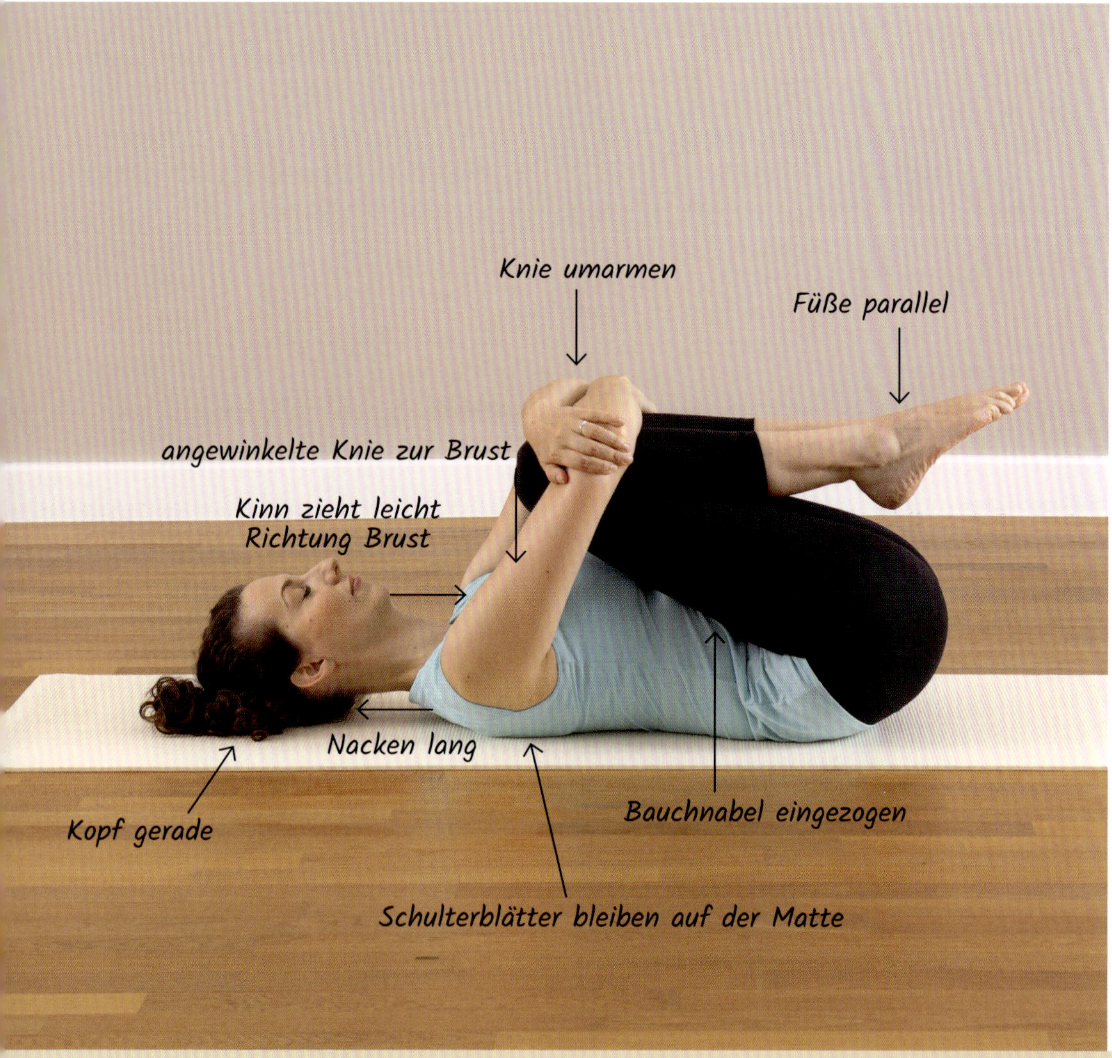

Apanasana – Die Päckchenhaltung

1. Bleib in Rückenlage. Schließe die Augen. Atme. Spüre die Matte unter dir.
2. Schiebe deine Wirbelsäule einatmend leicht in die Unterlage. Ziehe dein Kinn ausatmend sanft zur Brust und verlängere deinen Nacken.
3. Ziehe nun ausatmend deine angewinkelten Knie zur Brust und deinen Bauchnabel ein, umfasse deine Knie mit Händen oder Armen – kompakt wie ein Päckchen. (Bild)
4. Mit jedem Atemzug sinken deine Knie ein Stück weiter Richtung Brust. Gesichtsmuskeln, Kiefer und Zunge sind entspannt. Schenke dir ein inneres und äußeres Lächeln.
5. Schaukle leicht auf deinem unteren Rücken hin und her und massiere so für 5–10 Atemzüge sanft deinen Rücken.

→ *Tipp:* Lege dir bei Bedarf eine gefaltete Decke bereit, falls du zu frieren beginnst. Falls nötig, lege dir eine zweite Decke zwischen Kopf und Schultern, um deine Halswirbelsäule zu schützen. Achtung: Die Übung ist nicht während der Schwangerschaft oder bei starken Knieschmerzen geeignet.

Halber Drehsitz

1. Gehe in den Sitz mit ausgestreckten Beinen und geradem Rücken und Nacken, spanne ausatmend Bauch- und Beckenmuskulatur an (**Stockhaltung**).
2. Stelle einatmend deinen linken Fuß außen neben dem rechten Knie ab. Dein rechtes Bein bleibt gestreckt, die Zehen flexen zur Decke. (Bild 1)
3. Strecke einatmend deinen rechten Arm aus und umarme ausatmend dein linkes Bein in Kniehöhe mit deinem rechten Arm.
4. Stelle deine linke Hand hinter deinem Rücken auf und stütze dich ab. Der Rücken bleibt gerade. Dein Blick geht über die linke Schulter nach hinten. Drehe den Kopf nur so weit, wie es für dich angenehm ist. Halte für 5–10 Atemzüge. (Bild 2)
5. Löse mit angespannter Bauch- und Beckenmuskulatur, komm wieder in Stockhaltung, spüre nach. Wiederhole auf der anderen Seite.

Weiter geht's auf der nächsten Seite.

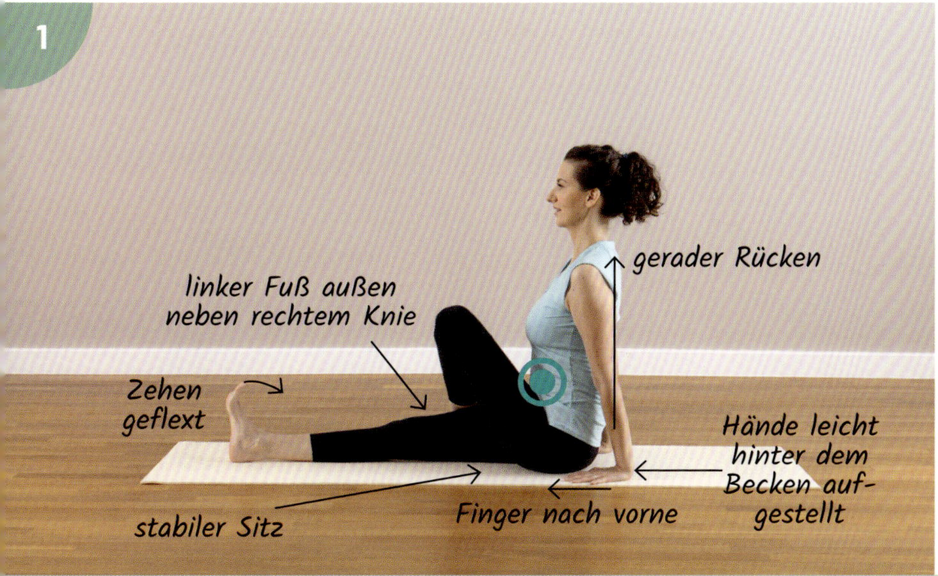

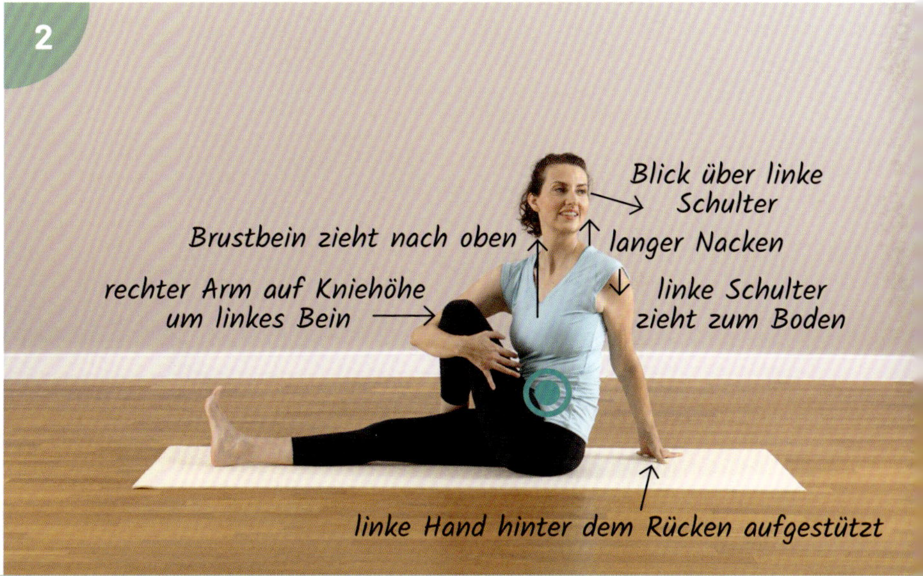

→ *Tipp:* Setze dich bei Bedarf auf eine gefaltete Decke, um dein Becken gerade zu halten. Stütze für einen geraden Oberkörper deinen hinteren Arm alternativ auf einen Yogablock oder ein Buch.

Hand- und Fußgelenk- Übungen im Liegen

1. Lege dich auf den Rücken auf deine Matte und schließe die Augen. Deine Füße sind leicht geöffnet, deine Arme ebenfalls. Deine Handflächen zeigen nach oben.
2. Lass deine Atmung natürlich fließen. Nimm die Kontaktpunkte deines Körpers mit der Matte wahr.
3. Spanne mit deiner Einatmung deine Hände zur Faust und lass sie ausatmend wieder los. Wiederhole im Atemrhythmus für 5 Atemzüge. (Bild 1)
4. Ziehe mit deiner Einatmung deine Fußspitzen an und lass sie ausatmend wieder los. Rolle deine Zehen dabei ein, so als ob du etwas damit greifen möchtest. Wiederhole im Atemrhythmus für 5 Atemzüge.
5. Kombiniere An- und Entspannung der Finger und Zehen im Atemrhythmus für 5 Atemzüge. Nimm deine Gesichts- und Kiefermuskulatur sowie deine Augen mit hinzu. (Bild 2, angespannter Zustand) Lass in der Entspannung jedes Mal bewusst auch die Gesichtsmuskulatur los, lockere den Kiefer, löse die Zunge vom Gaumen.
6. Spüre nach.

Weiter geht's auf der nächsten Seite.

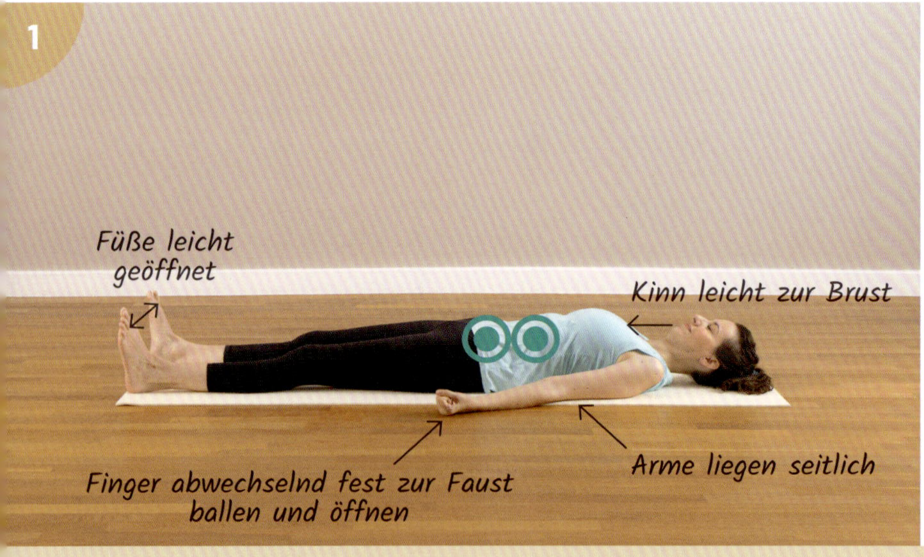

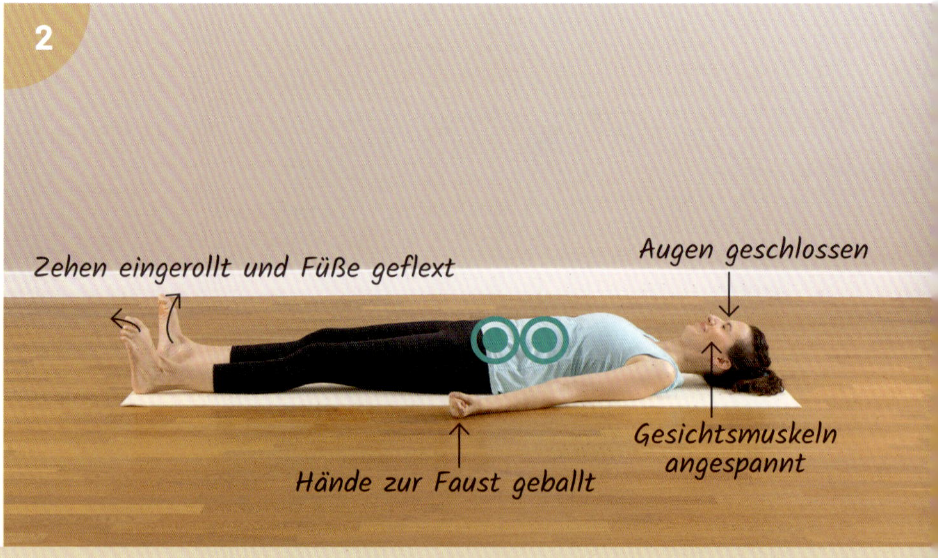
2
Zehen eingerollt und Füße geflext
Augen geschlossen
Hände zur Faust geballt
Gesichtsmuskeln angespannt

Seitlich gedrehtes Krokodil

1. Lege dich in Rückenlage und breite deine Arme seitlich in Schulterhöhe mit nach oben geöffneten Handflächen aus. Der Blick geht zur Decke.
2. Stelle einatmend deine Fußsohlen mit geschlossenen Beinen auf die Matte und ziehe sie dicht an den Po. Hebe das Becken und lege es eine Handbreit weiter rechts ab.
3. Lass deine angewinkelten Beine ausatmend zur linken Seite sinken. Die rechte Schulter bleibt am Boden. (Bild 1)
4. Atme ein und drehe den Kopf zur rechten Seite, ohne dass es schmerzt. Atme aus.
5. Hebe einatmend das rechte Bein seitwärts in die Diagonale und lege es ausatmend über dein linkes Bein.
6. Atme für 5–10 Atemzüge im **seitlich gedrehten Krokodil**. (Bild 2)
7. Führe oberes und unteres Bein wieder in die angewinkelte Position sowie das Becken in die Mattenmitte zurück. Wiederhole auf der anderen Seite.

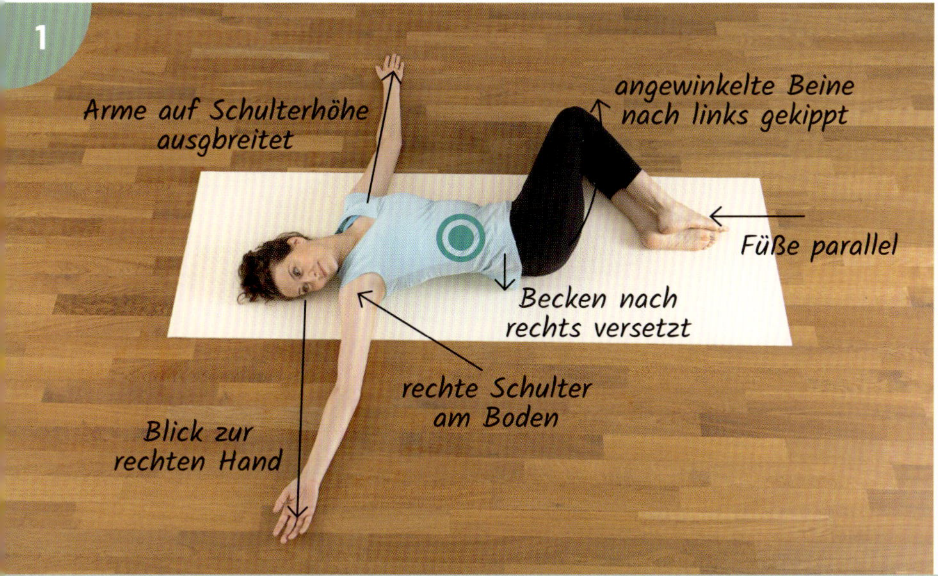

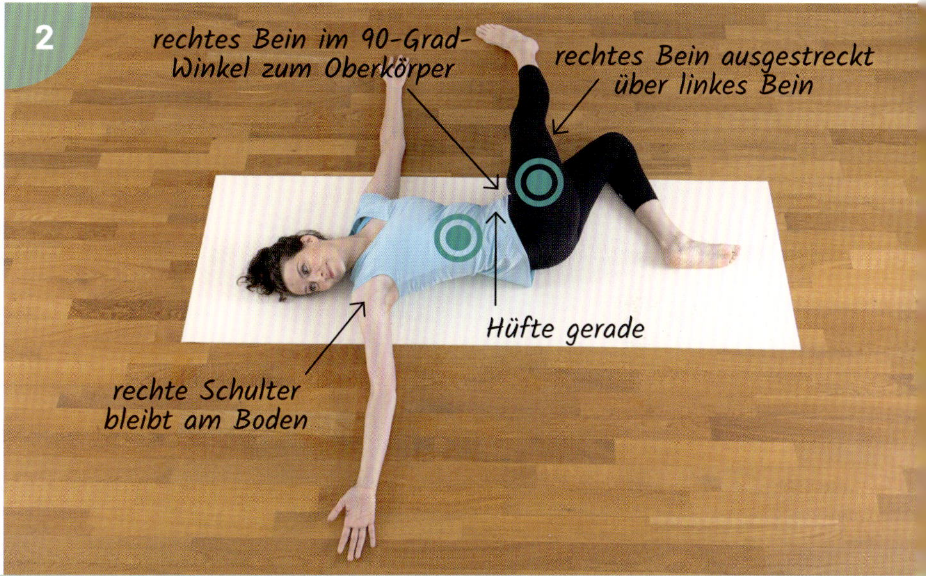

→ *Tipp:* Lege dir bei Bedarf einen Yogablock oder ein Kissen unter das seitliche untere Knie oder eine Decke unter die Hüfte.

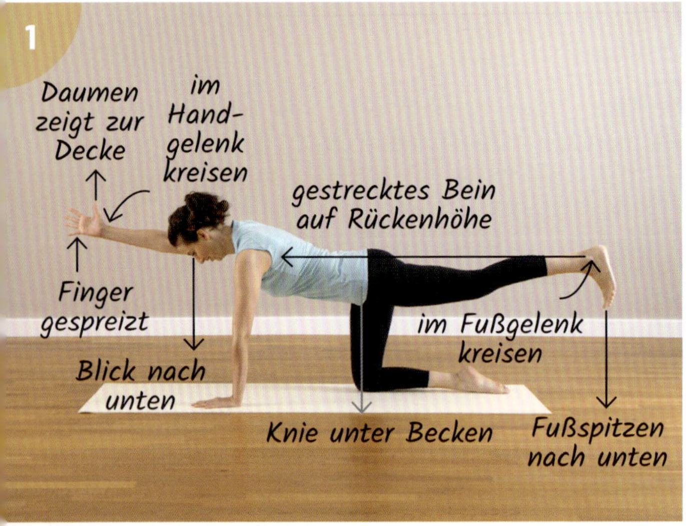

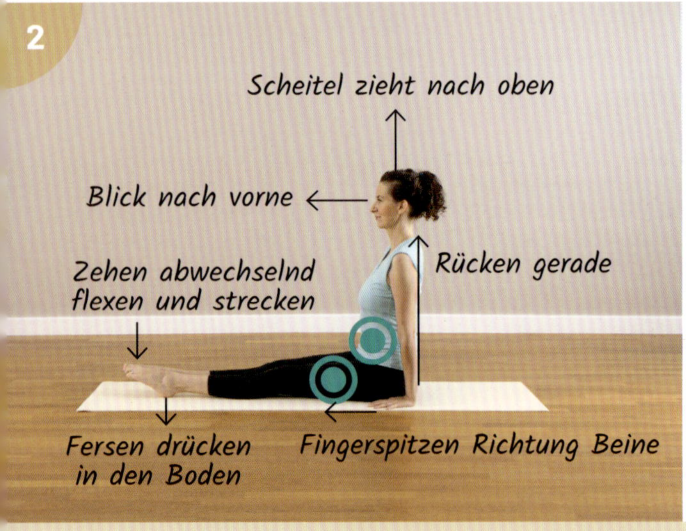
2
Scheitel zieht nach oben
Blick nach vorne
Rücken gerade
Zehen abwechselnd flexen und strecken
Fersen drücken in den Boden
Fingerspitzen Richtung Beine

Gelenk-Übung im Vierfüßlerstand II

1. Atme im Vierfüßlerstand einmal durch die Nase ein und durch den Mund aus. Entspanne dich.
2. Strecke mit der nächsten Einatmung in Verlängerung deiner Wirbelsäule den rechten Arm nach vorne und das linke Bein nach hinten in die **gestreckte Katze**. Die Fingerspitzen der rechten Hand sind aktiv und zeigen gespreizt nach vorne, der Daumen zeigt zur Decke.
3. Atme aus. Führe kleine Kreisbewegungen mit rechter Hand und linkem Fuß aus. Drehe für je 3 Atemzüge rechts herum, dann links herum. (Bild 1)
4. Vergrößere die Drehbewegungen, indem du sie erst auf deinen rechten Unterschenkel und Unterarm, dann auf dein gesamtes Bein und deinen Arm für je 3 Atemzüge ausweitest. Ändere wieder die Drehrichtung bei fließendem Atem. Achte auf deine Körperspannung!
5. Komm zurück in den Vierfüßlerstand. Wiederhole auf der anderen Seite.

Fußgelenk-Übungen im Stock

1. Komm nun in den Langsitz mit geradem Rücken und gestreckten Beinen. Deine Handflächen berühren neben deinem Becken den Boden.
2. Spanne Bauch-, Becken- und Oberschenkelmuskulatur an und ziehe deine Zehen zu dir, dann strecke sie. Praktiziere diese Bewegung im Wechsel für 5 fließende Atemzüge. (Bild 2)

Weiter geht's auf der nächsten Seite.

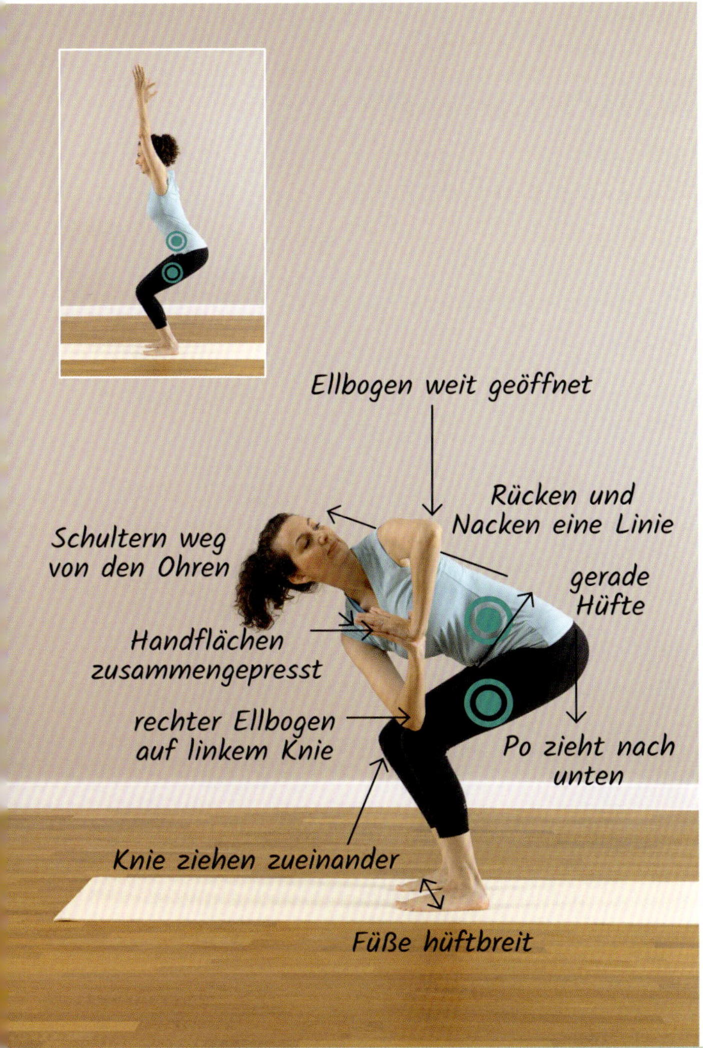
Ellbogen weit geöffnet
Rücken und Nacken eine Linie
Schultern weg von den Ohren
gerade Hüfte
Handflächen zusammengepresst
rechter Ellbogen auf linkem Knie
Po zieht nach unten
Knie ziehen zueinander
Füße hüftbreit

Kräftigung des Schultergürtels

Stuhlpose mit Nackendrehung

1. Komm in den stabilen aufrechten Stand auf deine Matte, Füße hüftbreit, Fingerspitzen ziehen zum Boden (**Bergpose**), aktiviere deine Körperspannung.
2. Strecke deine Arme nach oben und gehe ausatmend in eine imaginäre Sitzposition, den **Stuhl**. (kleines Bild) Dein Po sinkt ein Stück nach hinten, der Oberkörper beugt leicht nach vorne.
3. Führe einatmend die Händflächen vor der Brust zusammen. Die Ellbogen ziehen zueinander, deine gespreizten Handflächen berühren sich und drücken gegeneinander.
4. Drehe deinen Oberkörper ausatmend nach links und lege den rechten Ellbogen mit etwas Druck außen an den linken Oberschenkel.
5. Dein Kopf dreht nach links, suche dir nach oben blickend einen Fixpunkt. Halte für 5–10 Atemzüge. (Bild)
6. Atme ein und komm ausatmend wieder zur Mitte (Schritt 3), dann wiederhole zur anderen Seite.

→ *Tipp:* Klemm dir einen Yogablock oder ein Buch zwischen deine Knie und drücke mit deinen Oberschenkeln dagegen, um im Gleichgewicht zu bleiben. Wenn du mehr willst, öffne deine Arme seitlich, sodass deine Fingerspitzen nach oben und unten ziehen.

Weiter geht's auf der nächsten Seite. ↗

Bei verspannter und verhärteter Schulter- und Nackenmuskulatur. *Deine Schulter- und Nacken-Partie schmerzt? Du möchtest deine Schultermuskulatur präventiv kräftigen und mobilisieren? Die folgenden Übungen sorgen für mehr Beweglichkeit, wodurch Spannungen der Halswirbelmuskulatur gelockert werden.*

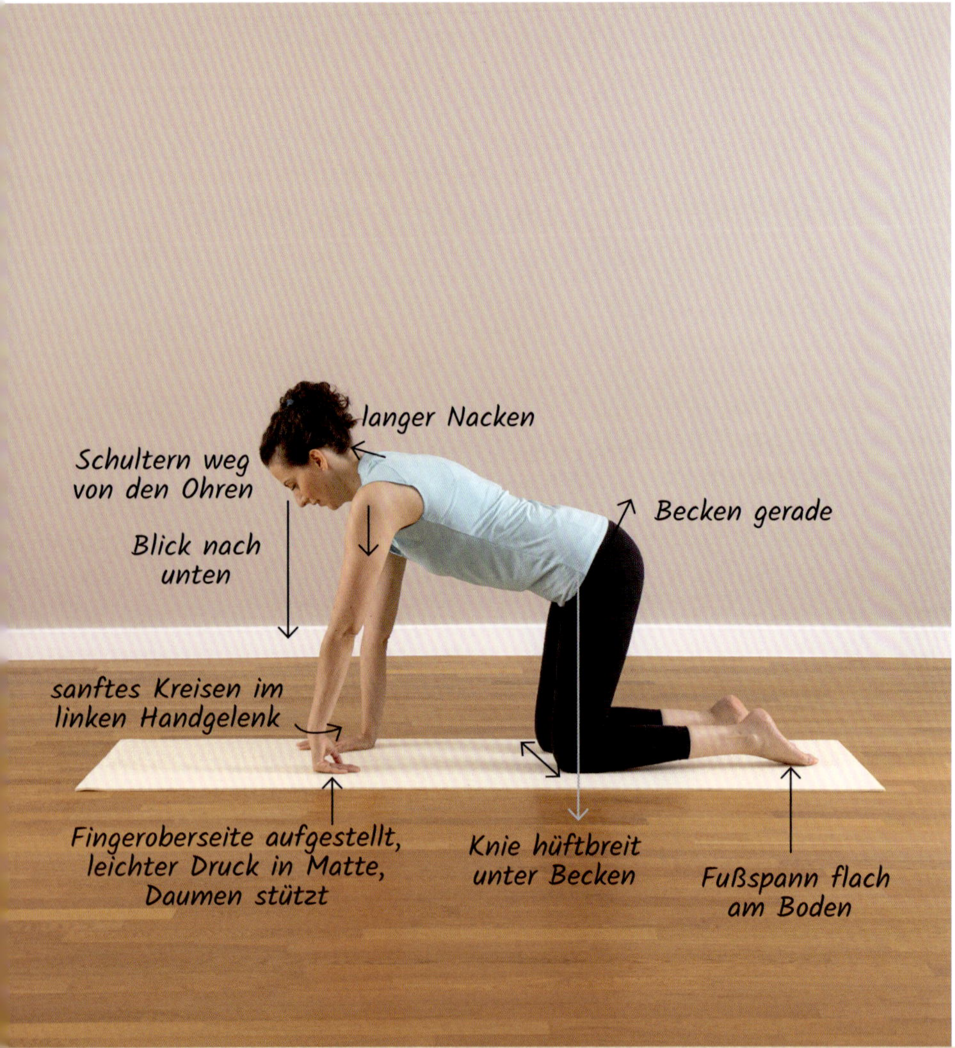
langer Nacken
Schultern weg von den Ohren
Blick nach unten
Becken gerade
sanftes Kreisen im linken Handgelenk
Fingeroberseite aufgestellt, leichter Druck in Matte, Daumen stützt
Knie hüftbreit unter Becken
Fußspann flach am Boden

Flow 2 für Hand- und Fußgelenke

Gelenk-Übung im Vierfüßlerstand I

1. Komm in den Vierfüßlerstand. Platziere die aktiven Handgelenke mit weit aufgefächerten Fingern unter den Schultern.
2. Verlagere dein Gewicht etwas auf den linken Handballen, das Becken bleibt gerade. Halte die Spannung.
3. Klappe die rechte Hand um, sodass die Fingeroberseiten (außer dem Daumen) auf der Matte liegen, und übe leichten(!) Druck darauf aus. Dein Handgelenk bleibt stabil!
4. Dehne das Handgelenk für 5 Atemzüge in einer kleinen Kreisbewegung nach allen Seiten. (Bild)
5. Komm zurück zur Mitte, dann wiederhole auf der linken Seite.
6. Komm zurück in den normalen Vierfüßlerstand und spüre nach.

Weiter geht's auf der nächsten Seite.

***Bei leichten Schmerzen, zur Mobilisierung und Schmerzprävention.** Dieser Flow enthält dehnende und kräftigende Übungen im Liegen, Vierfüßlerstand oder Sitzen und ist somit besonders schonend für die Fußgelenke. Führe die Übungen in Ruhe zu Hause auf deiner Matte aus, z. B. am Abend.*

Schulter-Nacken-Dehnung mit „Kuhgesicht"

1. Komm in den Fersensitz.
2. Führe deinen linken Arm zum Nacken, der linke Ellbogen zeigt zur Decke. Ziehe deinen linken Ellbogen sanft mit der rechten Hand nach rechts. (Bild 1)
3. Wenn du mehr willst, führe die rechte Hand alternativ an deinem Rücken nach oben und greife die linke Hand mit ineinander verhakten Fingerspitzen zwischen deinen Schulterblättern. (Bild 2)
4. Nimm dir bei Bedarf einen Yogagurt, einen Gürtel oder einen nicht elastischen Schal mit beiden Händen zu Hilfe. Richte dich einatmend auf und beuge dich ausatmend leicht nach vorne.
5. Halte für 5–10 Atemzüge. Bewege dabei deinen Kiefer hin und her, ähnlich einer widerkäuenden Kuh (**Kuhgesicht**).
6. Löse langsam auf und wiederhole auf der anderen Seite.

Weiter geht's auf der nächsten Seite.

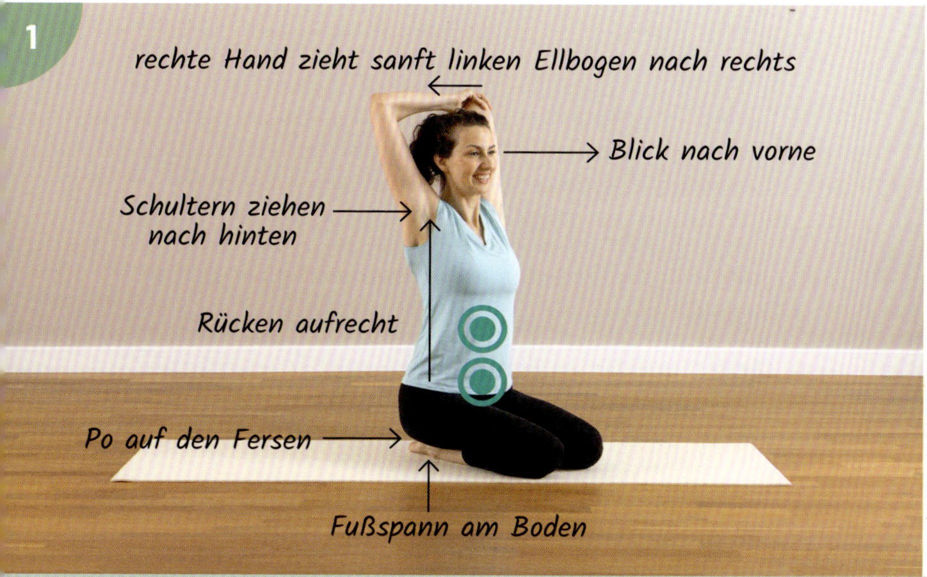
1
rechte Hand zieht sanft linken Ellbogen nach rechts
Blick nach vorne
Schultern ziehen nach hinten
Rücken aufrecht
Po auf den Fersen
Fußspann am Boden

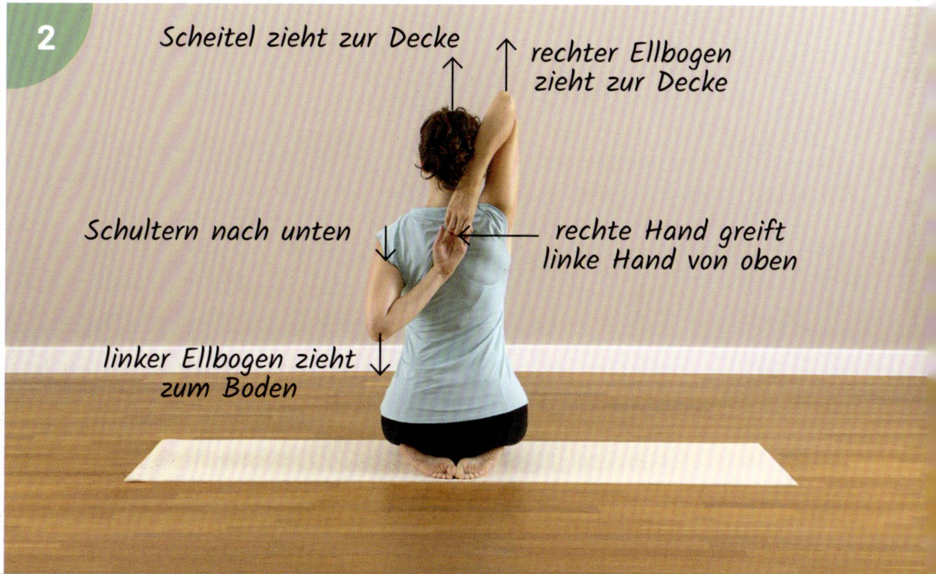
2
Scheitel zieht zur Decke
rechter Ellbogen zieht zur Decke
Schultern nach unten
rechte Hand greift linke Hand von oben
linker Ellbogen zieht zum Boden

→ *Tipp:* Diese Übung kannst du prima bei verspannten Schultern auf deinem Schreibtischstuhl praktizieren.

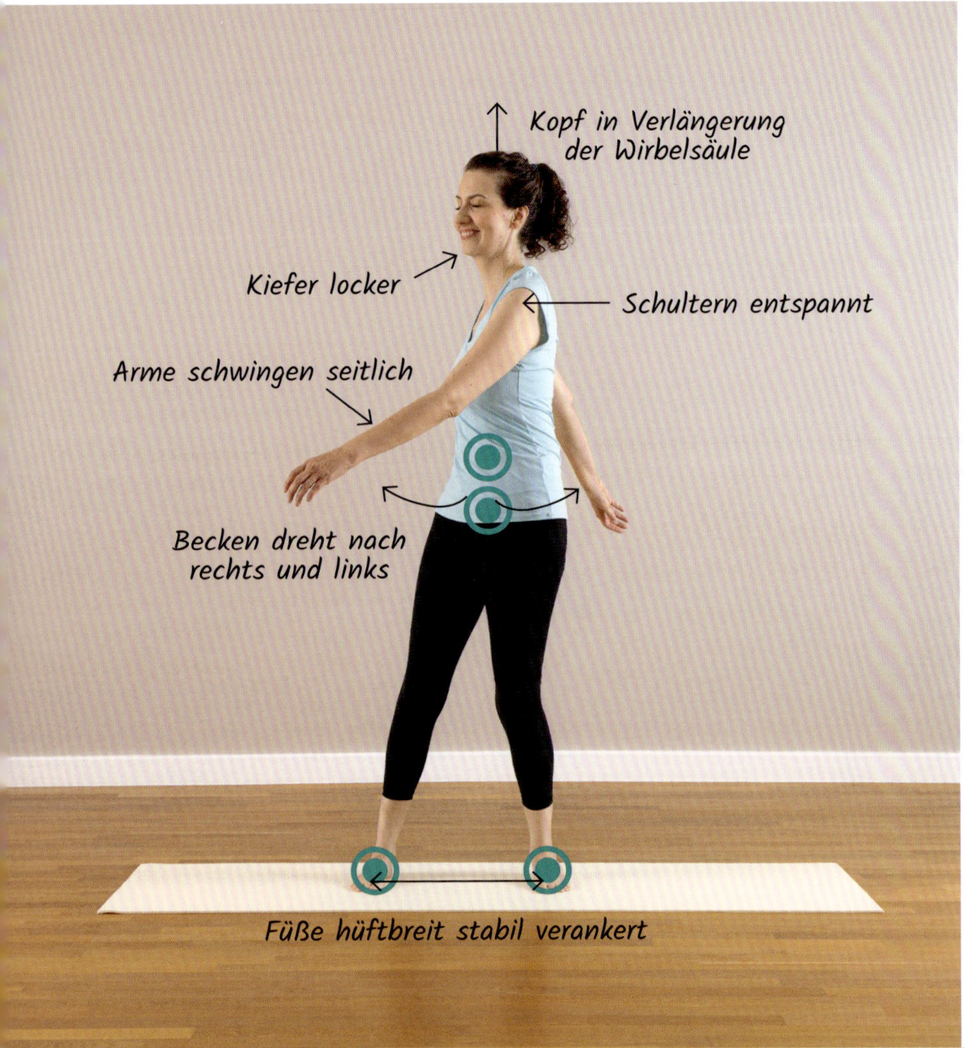
Kopf in Verlängerung der Wirbelsäule
Kiefer locker
Schultern entspannt
Arme schwingen seitlich
Becken dreht nach rechts und links
Füße hüftbreit stabil verankert

Fliegende Fische

1. Stelle dich wieder an den Anfang deiner Matte in die Bergposition. Deine Füße stehen hüftbreit, der Rücken ist gerade aufgerichtet, dein Nacken ist lang. Dein Blick sucht sich vor dir einen Fixpunkt. Hebe die Arme seitlich etwas an und spreize die Finger, deine Handflächen zeigen nach vorne. Spanne Fuß-, Bauch- und Beckenmuskulatur an.
2. Bewege nun dein Becken sanft nach rechts und links. Lass deine Arme dabei leicht mitschwingen.
3. Vergrößere deine Beckendrehungen und Armschwingungen in deinem Rhythmus; variiere: schneller, noch größer, andere Drehrichtung.
4. Gib dich ganz deiner Bewegung hin, lass deinen Atem fließen, schließe auf Wunsch die Augen. Lass die Fische fliegen und schüttle deinen Stress ab. (Bild)
5. Nach einigen Minuten verkleinerst du deine Bewegungen wieder, lässt dich ausschwingen, kommst zum Stehen.
6. Komm wieder in deine Bergpose und nimm zum Abschluss noch 3 tiefe Atemzüge. Wie fühlst du dich jetzt?

-> *Tipp:* Lass dabei gerne deine Lieblingsmusik laufen und starte so gut gelaunt in den Tag oder schüttle Ärger in ein paar Minuten ab. Führst du die Übung in Büro oder Home-Office aus, achte darauf, dass um dich herum genug Platz ist.

Sitzende Seitbeuge mit Kräftigung

1. Atme im Langsitz ein und aus. Öffne einatmend deine Beine mit geflexten Zehen zu einem „V", atme aus. Lege deine linke Fußsohle an deinen rechten Oberschenkel in die Leistenbeuge. Po-, Bauch- und Beckenmuskulatur anspannen.
2. Atme ein und fasse mit der rechten Hand deinen rechten Zeh oder lege deine Hand an dein Fußgelenk. Hebe ausatmend den linken Arm ausgestreckt zur Decke. (Bild 1)
3. Atme ein und löse deinen gestreckten rechten Arm vom Bein, dein Oberkörper bleibt nach rechts gebeugt. Halte deinen Kopf zwischen beiden ausgestreckten Armen und drehe ihn unter die linke Achsel mit Blick Richtung Decke. (Bild 2)
4. Lass deinen Atem für 5–10 Atemzüge fließen. Nimm beide Arme zurück und spüre nach. Wiederhole auf der anderen Seite.

Weiter geht's auf der nächsten Seite.

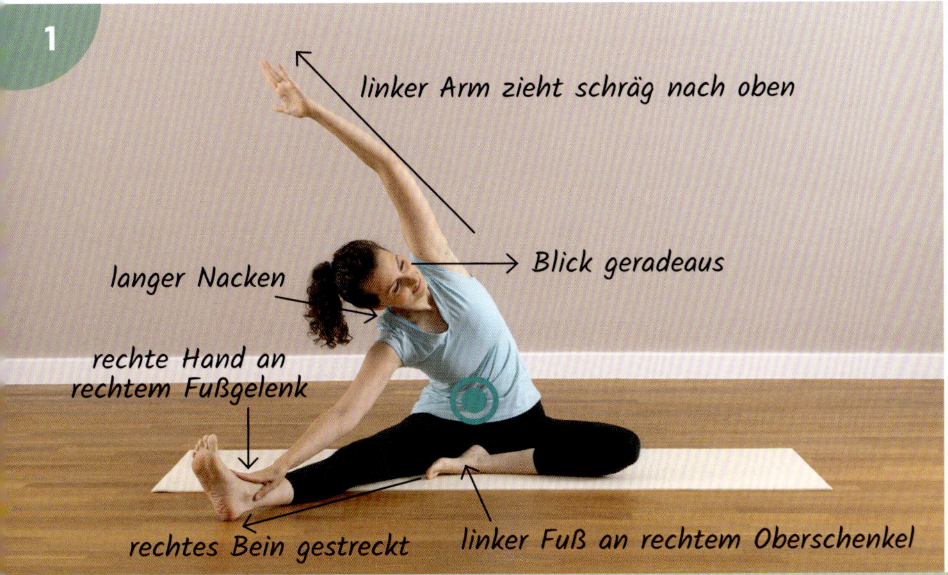
1
linker Arm zieht schräg nach oben
Blick geradeaus
langer Nacken
rechte Hand an rechtem Fußgelenk
rechtes Bein gestreckt
linker Fuß an rechtem Oberschenkel

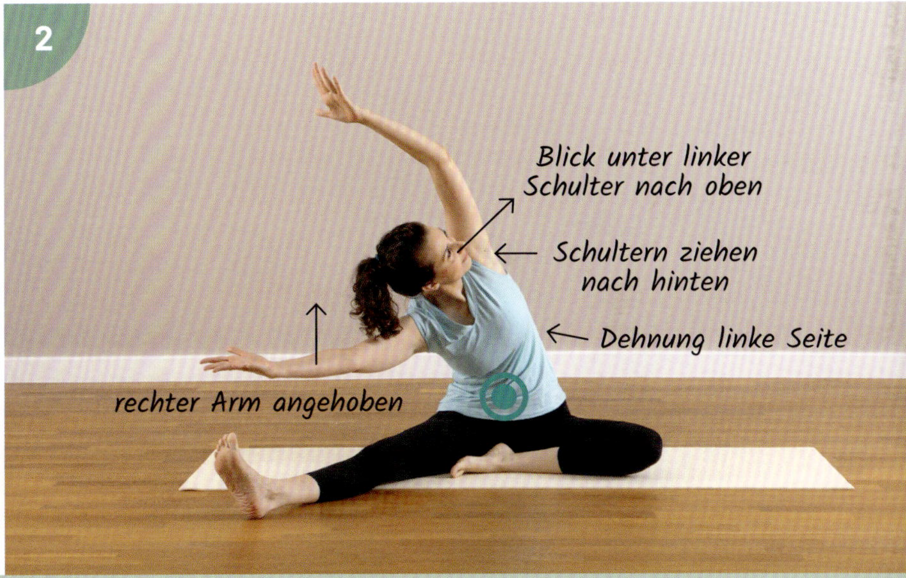
2
Blick unter linker Schulter nach oben
Schultern ziehen nach hinten
Dehnung linke Seite
rechter Arm angehoben

4. Winkle deine Arme einatmend an und bringe deine zur Faust geballten Hände zu deinen Schultern. Führe ausatmend deine ausgestreckten Arme und Handflächen wieder nach vorne. Wiederhole im Wechsel für 5–10 Atemzüge. (Bild 3)

5. Strecke beide Arme über deinen Kopf, die Handflächen schauen sich an. Spreize abwechselnd deine Finger zur Decke und balle sie zur Faust. Atme gleichmäßig für 5–10 Atemzüge. (Bild 4)

6. Komm zurück in deine Bergpose. Atme ein, atme aus. Spanne Po-, Bauch- und Beckenmuskulatur an. Komm mit der nächsten Einatmung auf die Zehenspitzen und mit der Ausatmung wieder herunter. Fahre so im Wechsel für 15–20 Atemzüge fort.

7. Schüttle Arme, Hände und Füße aus.

Weiter geht's auf der nächsten Seite.

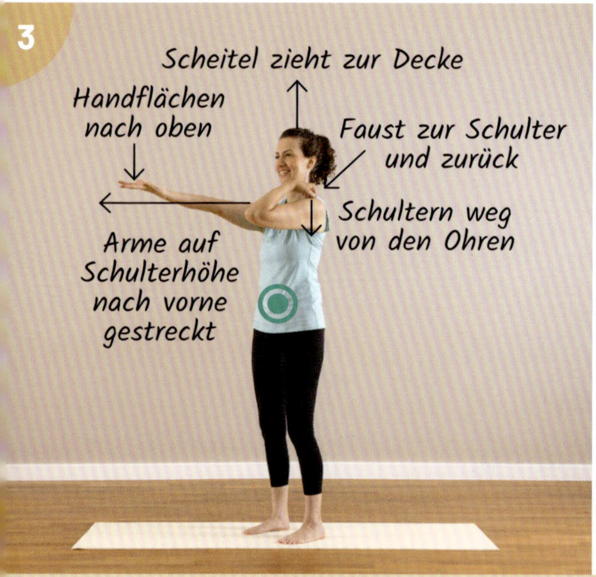
3
Scheitel zieht zur Decke
Handflächen nach oben
Faust zur Schulter und zurück
Schultern weg von den Ohren
Arme auf Schulterhöhe nach vorne gestreckt

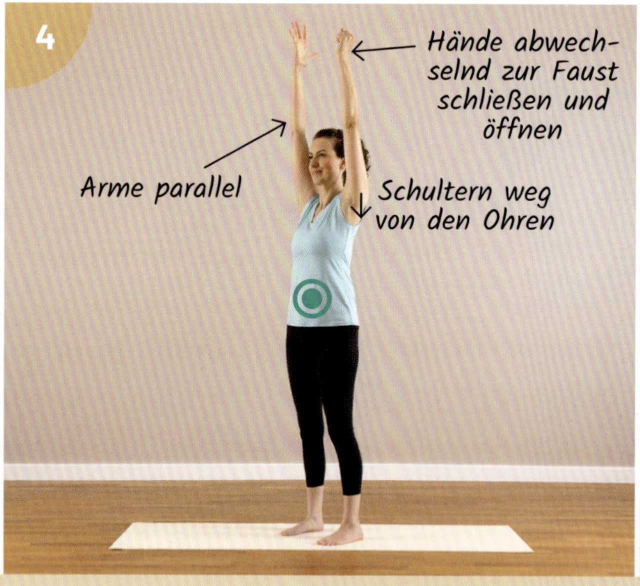
4
Hände abwechselnd zur Faust schließen und öffnen
Arme parallel
Schultern weg von den Ohren

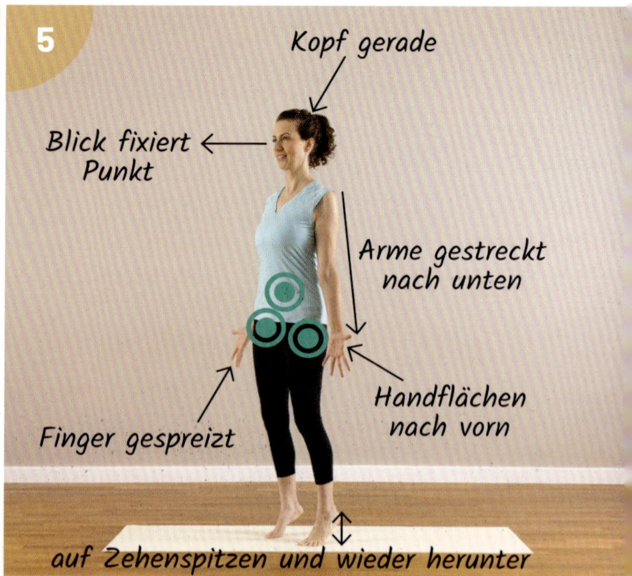
5
Kopf gerade
Blick fixiert Punkt
Arme gestreckt nach unten
Handflächen nach vorn
Finger gespreizt
auf Zehenspitzen und wieder herunter

→ *Tipp:* Führst du die Handgelenkübungen zwischendurch auf dem Schreibtischstuhl aus, stelle deine Füße dabei hüftbreit stabil auf den Boden, die Knie sind über den Fersen. Richte deine Hüfte, Becken und Wirbelsäule gerade aus.

Schulterbrücke

1. Komm in Rückenlage, stelle deine Beine auf und ziehe deine Fersen so nah wie möglich an deinen Po. Deine ausgestreckten Hände berühren deine Fersen. (Bild 1)
2. Atme ein und drücke dein Becken mit deiner angespannten Gesäßmuskulatur langsam nach oben. Rolle ausatmend deine Wirbelsäule Wirbel für Wirbel von der Matte ab. (Bild 2)
3. Schiebe dein Becken weiter Richtung Decke und spüre die Dehnung deiner Brustmuskulatur und deines Nackens. Lockere deinen Kiefer und nimm 5–10 Atemzüge.
4. Atme ein und rolle deine Wirbelsäule ausatmend Wirbel für Wirbel wieder zurück und spüre nach.

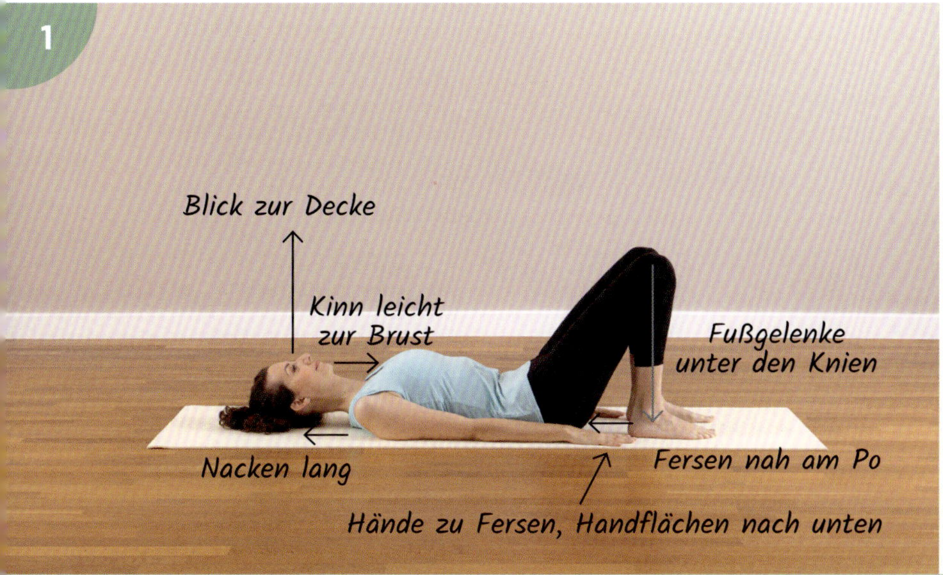
1
Blick zur Decke
Kinn leicht zur Brust
Fußgelenke unter den Knien
Nacken lang
Fersen nah am Po
Hände zu Fersen, Handflächen nach unten

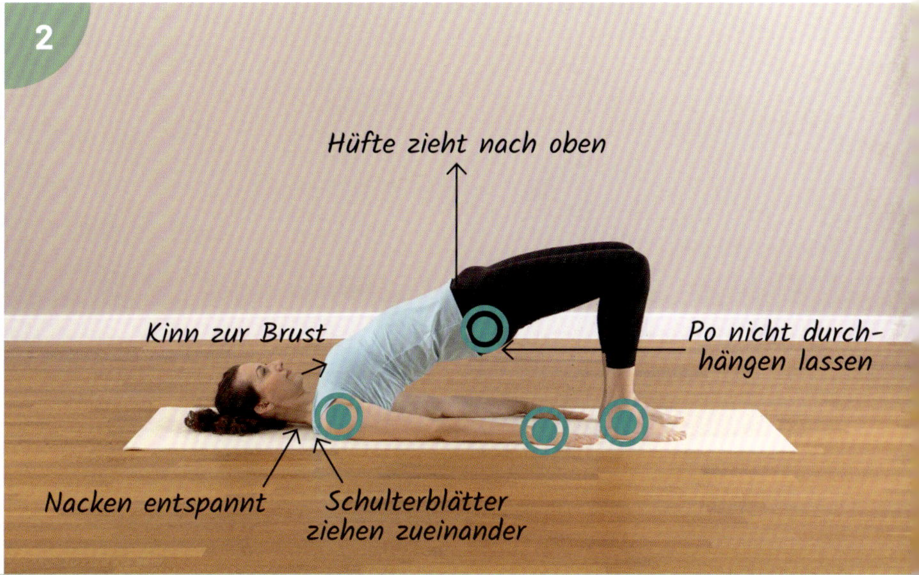
2
Hüfte zieht nach oben
Kinn zur Brust
Po nicht durchhängen lassen
Nacken entspannt
Schulterblätter ziehen zueinander

→ *Tipp:* Geh in deiner Nackendehnung nur so weit, wie es sich für dich gut anfühlt.

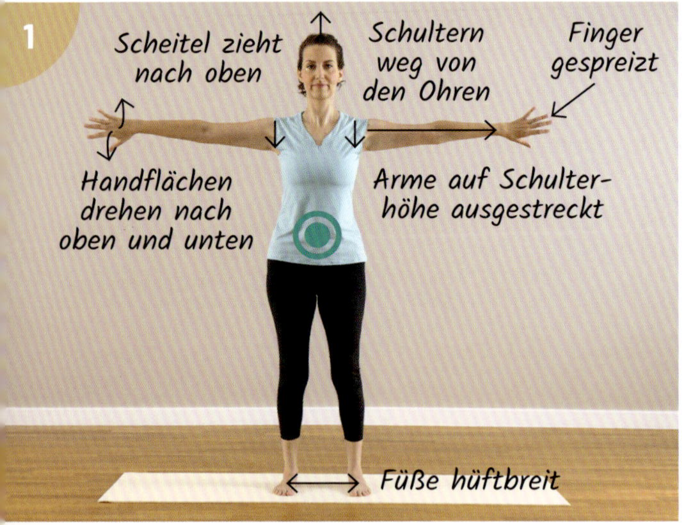
1
Scheitel zieht nach oben
Schultern weg von den Ohren
Finger gespreizt
Handflächen drehen nach oben und unten
Arme auf Schulterhöhe ausgestreckt
Füße hüftbreit

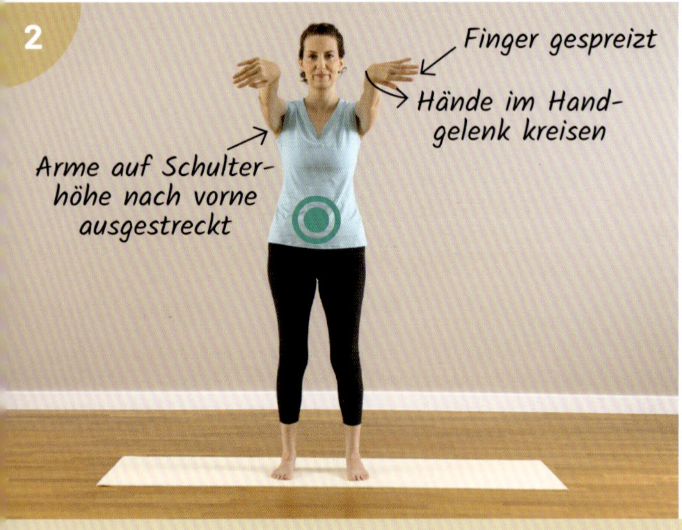
2
Finger gespreizt
Hände im Handgelenk kreisen
Arme auf Schulterhöhe nach vorne ausgestreckt

Flow 1 für Hand- und Fußgelenke

Gelenk-Übungen in Bergposition

1. Komm in die **Bergposition** an den Anfang deiner Yogamatte. Verwurzle dich gut in den Boden und richte dich gerade auf. Deine Fingerspitzen zeigen aktiv Richtung Boden. Atme.

2. Strecke deine Arme auf Schulterhöhe aus, die Finger sind gespreizt. Drehe deine Handflächen einatmend nach oben und ausatmend nach unten für 5–10 Atemzüge. (Bild 1)

3. Nimm deine ausgestreckten Arme vor deinen Körper und kreise deine Handgelenke für 5 Atemzüge. Danach wechsle für weitere 5 Atemzüge die Drehrichtung. (Bild 2)

Weiter geht's auf der nächsten Seite.

Bei leichten Schmerzen, zur Mobilisierung und Schmerzprävention. Dieser Flow enthält dehnende und kräftigende Übungen im Stehen oder Sitzen (siehe Tipp nächste Seite), sodass du ihn z. B. in der Mittagspause oder die Einzelübungen zwischendurch bei der Arbeit machen kannst.

Bei Kopfschmerzen

Kopfschmerzen gelten neben Rückenschmerzen als eine der großen Volkskrankheiten. Unser moderner Lebensstil führt zu einer Gleichzeitigkeit verschiedener Anforderungen und Lebenssituationen, wodurch es nicht selten zu einer Überlastung unserer Sinneseindrücke kommt. Schmerzen durch verhärtete Schulter- und Nackenpartien strahlen in unsere Kiefer- und Kaumuskeln aus, können zu Ohr- und Sehbeeinträchtigungen führen. Auf all dies reagiert unser Gehirn mit Spannungskopfschmerzen bis zu Migräne.

Spannungskopfschmerzen entstehen oft durch Verspannungen der Nacken- und Kiefermuskulatur, die sich durch häufiges Grübeln, hohen Termindruck und auch nächtliches Zähneknirschen bemerkbar machen. Für manche ist hier eine Beißschiene hilfreich. Sie nimmt den nächtlichen Druck heraus, kann ein Ausstieg aus dem Gedankenkarussell sein und somit für guten Schlaf sorgen.

Migräne kann erblich bedingt sein, aber auch vor allem bei beginnender Freizeit und nachlassender beruflicher Anspannung auftreten. Eine immer größere Rolle spielen auch Nahrungsmittelallergien wie z. B. Histaminintoleranz, bei der der Körper ein zu hohes Maß an Histamin durch Nahrungsmittel wie Rotwein, alten Käse, Salami, Nüsse nicht mehr abbauen kann, wodurch es zu einer körperlichen Überreaktion kommt.

Der Schlüssel für eine Kopfschmerz-Prävention lässt sich in einer guten **Work-Life-Balance** finden.

Tipps für den Alltag:

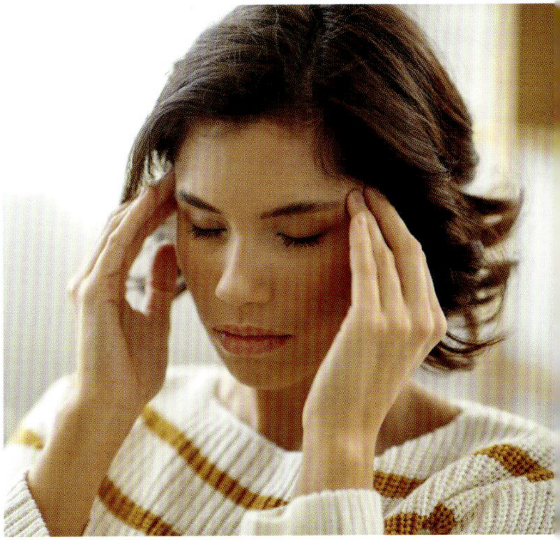

- → Gezielte Pausen einplanen
- → Kurze Atem- oder Yoga-Einheiten
- → Ein 15-minütiger Spaziergang an der frischen Luft oder im Wald
- → Kurzes Raum- und Kopf-Durchlüften
- → Einen 10–15-minütigen Power-Nap einplanen
- → Ausreichend – mindestens 1,5–2 l – Wasser pro Tag trinken
- → Wenig Alkohol am Abend und Kaffee in geringen Maßen, kein Fernsehen/Social Media im Bett erhöhen die (Durch-) Schlafqualität
- → Gesunde und ausgewogene, regionale und saisonale Ernährung
- → Für Ausgleich für sich selbst sorgen, etwas Schönes (nur) für sich machen und in den Kalender eintragen (eine Runde schwimmen, Kino, Cafébesuch, ein Buch lesen)

Bei Wehwehchen und Schmerzen in den Gelenken

Yoga gilt bei richtiger Ausführung als gelenkschonende Sportart. Sanfte Yogaübungen eignen sich daher hervorragend zur Linderung von Schmerzen durch leichte Gelenkerkrankungen. Langsame und besonders achtsame Bewegungen führen zu einer verbesserten Beweglichkeit. Gezielte Dehnungen der Hände und Füße dienen der Prävention sowie der Regeneration bei Arthritis und Rheuma. Die hier vorgeschlagenen Flows können, idealerweise nach ärztlicher Absprache, einem weiteren Verschleiß vorbeugen, sofern die Übungsausführung für dich nicht schmerzhaft ist. Die gezielte Kombination von Bewegung und Atem wirkt sich regenerierend auf das fasziale Gewebe und unser Nervensystem aus. Gerade gegen rheumatische Morgensteifheit eignen sich die vorgestellten Übungen gut. Zur Vermeidung von Haltungsfehlern und daraus resultierenden Gelenkschmerzen sollten alle Übungen stets achtsam nach genauer Anweisung und unter Verankerung der Hände und Füße im Boden sowie unter Bauchanspannung (siehe Einleitung) erfolgen.

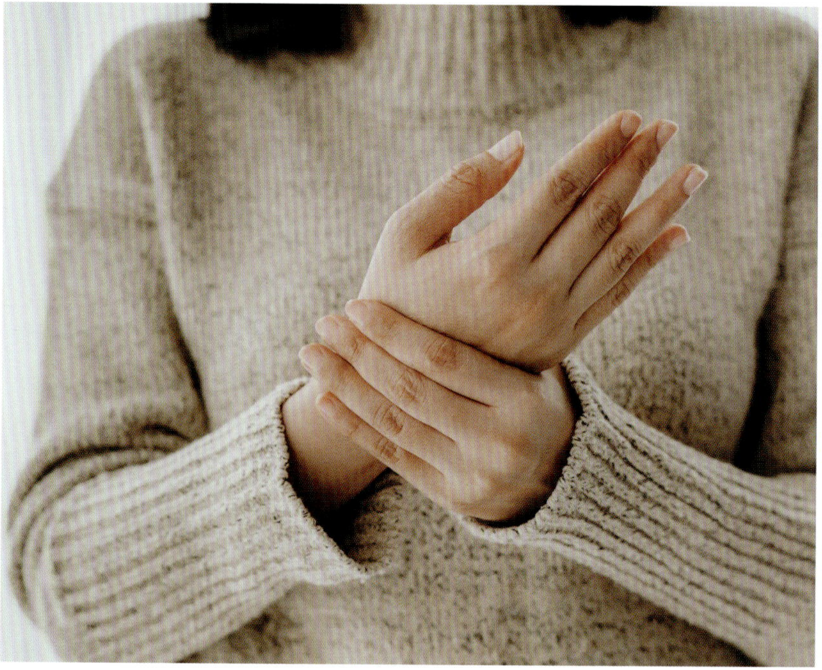

Tipps für den Alltag:

- → Achte auf eine basische Ernährung, bei der der Körper nicht übersäuert (möglichst wenig: Alkohol, kurzkettige Kohlenhydrate und gesättigte Fettsäuren).
- → Vermeide Stress, er kann zu vermehrten Gelenkbeschwerden führen, auch als Nebenwirkung von Viruserkrankungen, da Stress das Immunsystem schwächt
- → Versuche, die durch deine Yogapraxis erlangte Ruhe und Achtsamkeit täglich zu integrieren; denke z. B. an eine bewusste Atmung in Stressmomenten
- → Übernimm auch einzelne Teile der Flows in deinen Alltag, führe z. B. regelmäßig kleine Gelenkdehnungen durch.

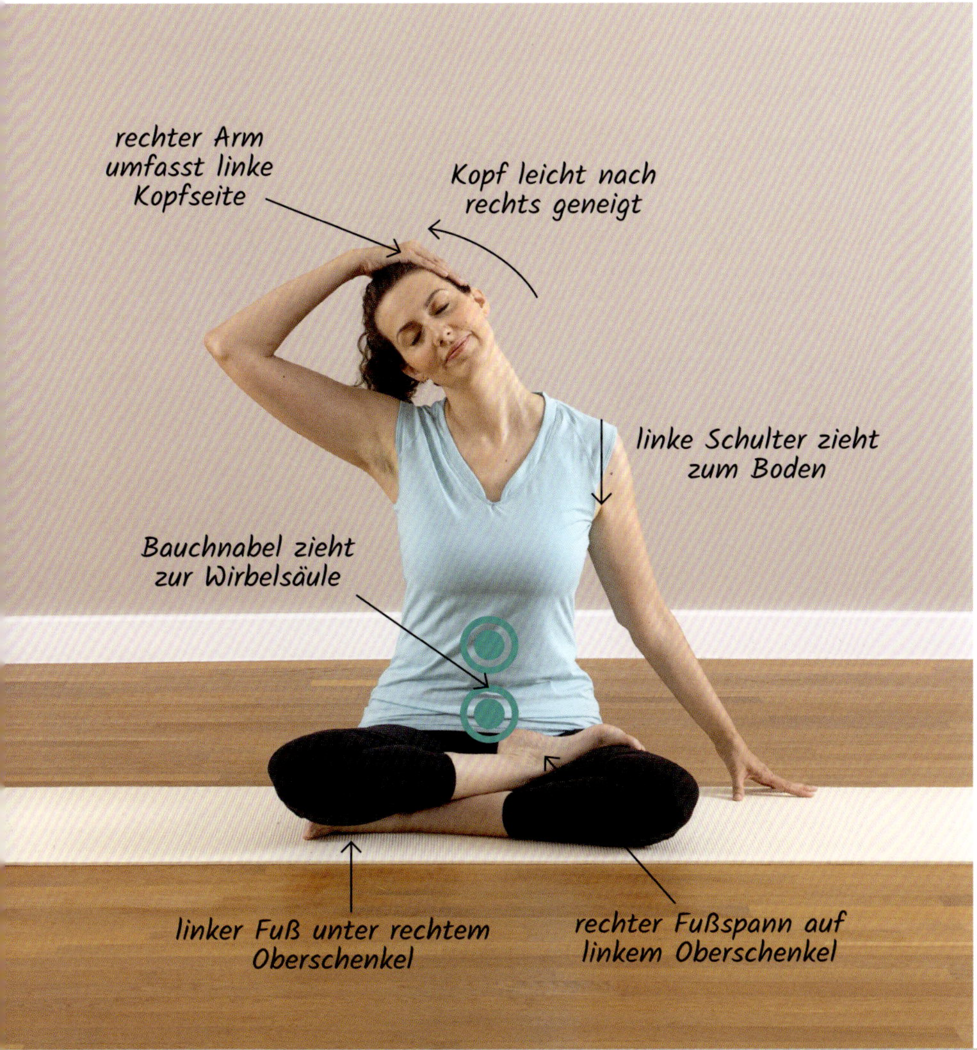
rechter Arm
umfasst linke
Kopfseite
Kopf leicht nach
rechts geneigt
linke Schulter zieht
zum Boden
Bauchnabel zieht
zur Wirbelsäule
linker Fuß unter rechtem
Oberschenkel
rechter Fußspann auf
linkem Oberschenkel

Flow gegen Spannungs-kopfschmerzen

Halber Lotus mit Kopfdrücken

1. Komm Stück für Stück in den **halben Lotussitz** (siehe Seite 30).
2. Richte mit jeder weiteren Einatmung deine Wirbelsäule etwas mehr auf. Lass mit jeder Ausatmung etwas mehr Anspannung los.
3. Lege deine rechte Hand über deinen Kopf an deine linke Kopfseite über dein Ohr. Spanne Bauch- und Beckenmuskulatur an, bleib gerade sitzen und gib leichten Druck auf deine rechte Hand.
4. Atme ein und biege deinen Kopf ausatmend leicht nach rechts, sodass du eine leichte Dehnung links verspürst. Die linke Schulter zieht Richtung Boden. (Bild)
5. Nimm 5–10 Atemzüge und führe den Kopf einatmend zurück. Spüre nach und wiederhole auf der anderen Seite.

Weiter geht's auf der nächsten Seite.

Bei Spannungskopfschmerzen und Verspannungen. *Verhärtete Schulter- und Nackenpartien sowie eine angespannte Kiefer- und Kaumuskulatur zeigen uns an, dass wir uns im Alltag oft „durchbeißen" müssen. Leichte Dehnübungen und ein Zur-Ruhe-Kommen sind hierbei hilfreich.*

Kindspose

1. Beuge aus dem Fersensitz deinen Oberkörper nach vorn und lege ihn auf deinen Oberschenkeln ab. Dein Nacken ist lang, dein Blick geht nach unten.
2. Lege die Stirn auf dem Boden ab. Deine Arme liegen locker neben dem Körper auf dem Boden, die Finger zeigen nach hinten, die Handflächen nach oben. Entspanne dich.
3. Drehe den Kopf langsam nach rechts und halte für 5 Atemzüge. Komm für einen Atemzug zurück zur Mitte, dann drehe den Kopf für 5 Atemzüge nach links. (Bild 1)
4. Falls es angenehmer für deinen Rücken ist, kannst du deine Unterarme auch vor dem Körper ablegen und deine Fäuste übereinanderlegen. Darauf legst du deine Stirn ab und drehst aus dieser Position den Kopf wie oben beschrieben. (Bild 2)

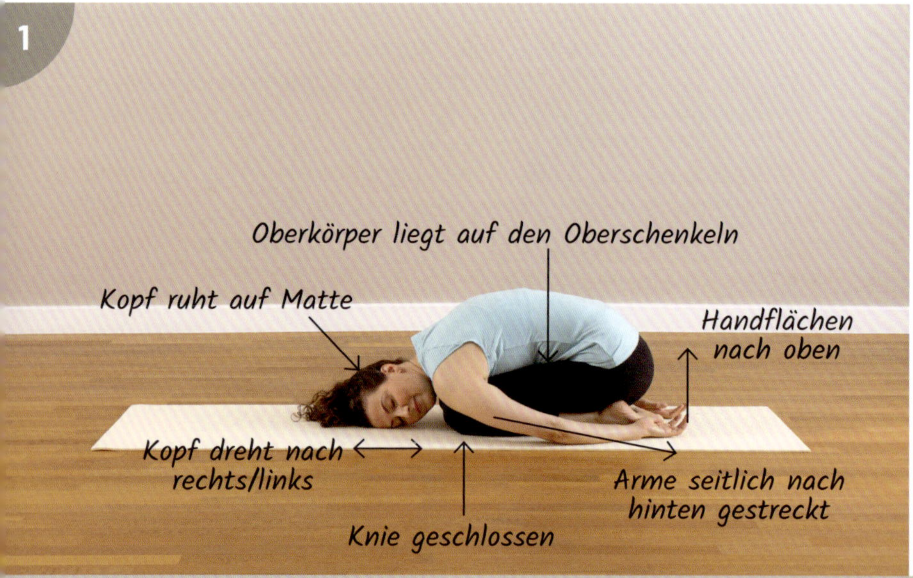

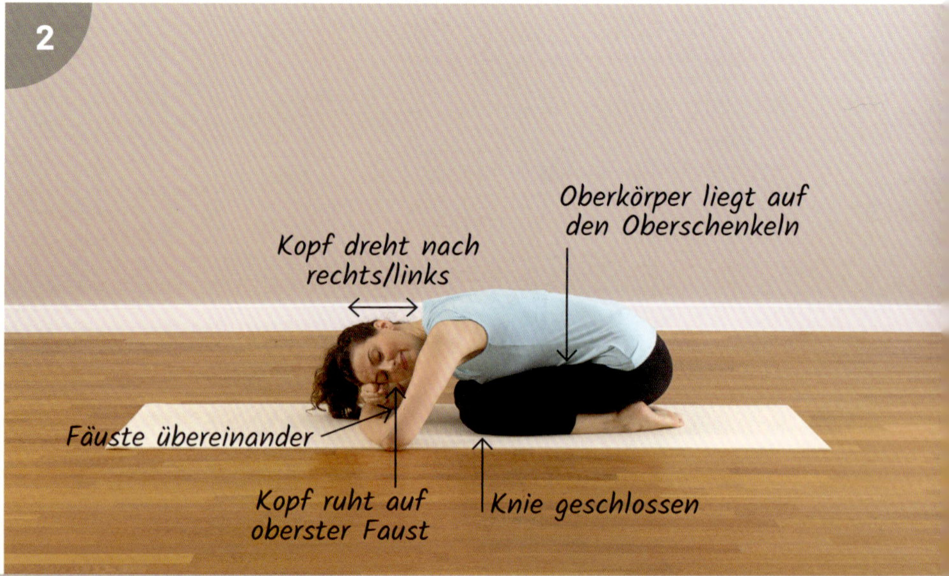

→ *Tipp:* Lege dir ein Kissen unter deinen Po, auf deine Oberschenkel oder unter deine Stirn.

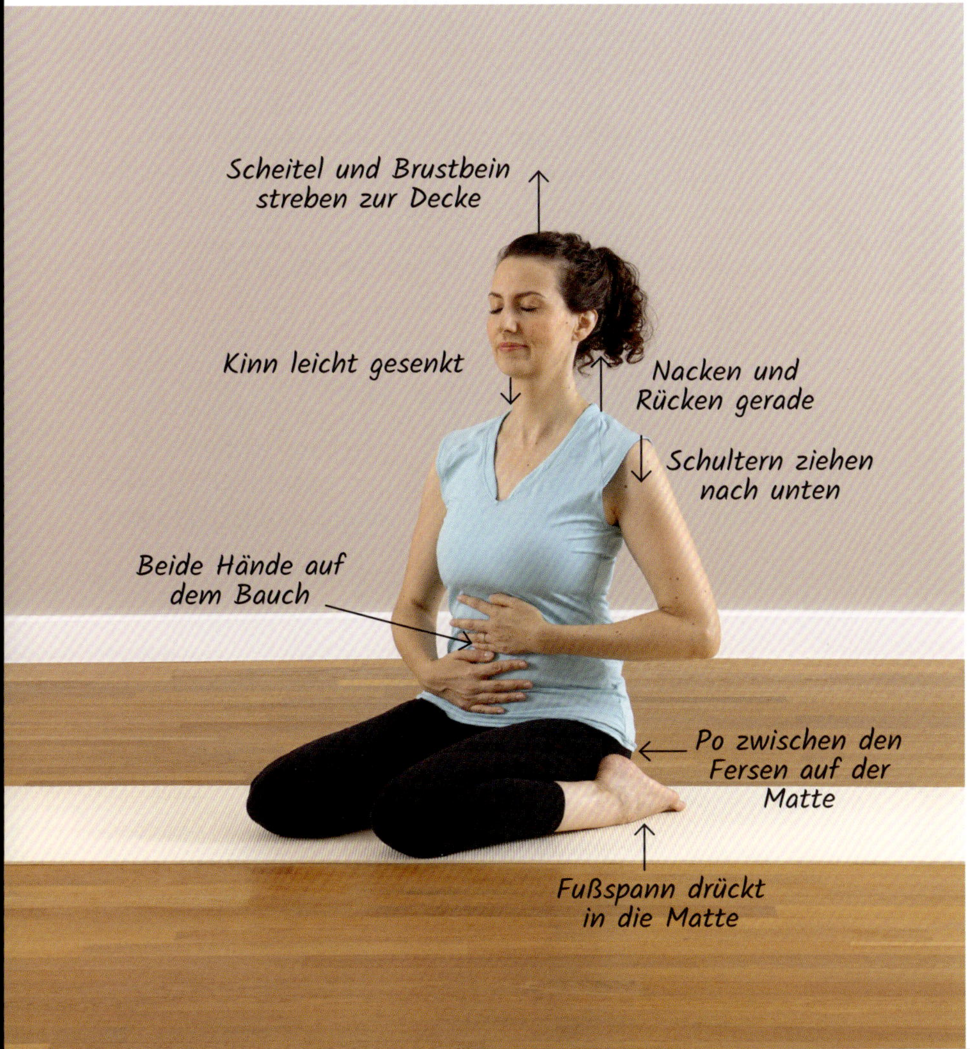
Scheitel und Brustbein streben zur Decke
Kinn leicht gesenkt
Nacken und Rücken gerade
Schultern ziehen nach unten
Beide Hände auf dem Bauch
Po zwischen den Fersen auf der Matte
Fußspann drückt in die Matte

Tiefe Bauchatmung „so ham"

1. Knie dich mit leicht geöffneten Oberschenkeln auf deine Matte.
2. Umfasse locker deine Knie, beuge deinen Oberkörper kurz leicht nach vorne und senke deinen Po ausatmend zwischen deine Füße und Unterschenkel auf die Matte ab. Richte den Rücken wieder gerade auf.
3. Lege eine Hand unterhalb deiner Brust auf deinen Bauch und deine andere Hand auf deinen Bauchnabel. Schließe deine Augen und atme 5-mal tief in deinen Bauch ein und aus. Spüre, wie sich deine Bauchdecke hebt und senkt. (Bild)
4. Verinnerliche dir das Mantra: „So ham". Ich bin. So, wie ich bin, ist es gut. Alles ist genau so, wie es sein soll. Ich bin entspannt. Ich finde eine Lösung für meine Sorgen. Atme durch die Nase ein und sage dir in Gedanken: „So". Öffne leicht deinen Mund und lass ein: „ham" mit der Ausatmung fließen. Wiederhole für 10–15 Atemzüge im Atemrhythmus.

-> *Tipp:* Lege dir alternativ zwischen Ober- und Unterschenkel eine gefaltete Decke. Deine Fersen liegen dann unter deinen Sitzknochen, deine Beine sind stärker geschlossen und deine Fersen mehr zueinander.

Weiter geht's auf der nächsten Seite.

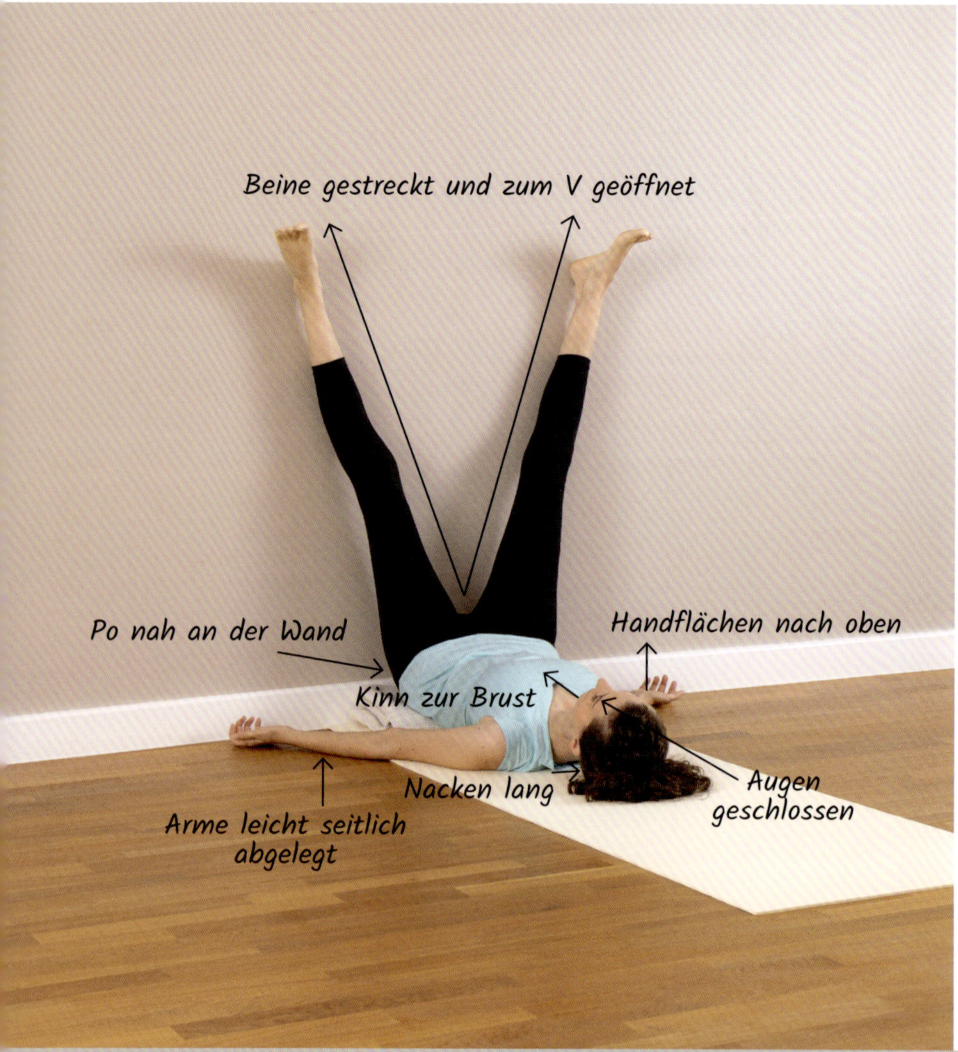

Seegras

1. Platziere deine Matte mit dem kurzen Ende an eine Wand. Drehe dich auf deinen Rücken, winkle die Beine an, schiebe deinen Po an die Wand und lege deine Beine nach oben ausgestreckt an der Wand ab.
2. Die Beine können sich zu einem leichten „V" öffnen oder parallel nebeneinander liegen.
3. Schiebe deine Wirbelsäule einatmend leicht in die Unterlage. Schließe die Augen. (Bild)
4. Lass deine Atmung natürlich fließen. Nimm die Kontaktpunkte deines Körpers mit der Matte und der Wand wahr. Entspanne deine Gesichtsmuskulatur. Der Kiefer ist locker, die Zunge gelöst. Lächle.
5. Bleibe einige Minuten so liegen und genieße, wie sich Verspannungen im ganzen Körper lösen.
6. Löse auf, indem du deine Beine schließt, dich auf eine Seite rollst und nachspürst.

Weiter geht's auf der nächsten Seite.

→ *Tipp:* Diese Übung ist ein Multitalent. Sie fördert die Lymph- und Beckendurchblutung und wirkt beruhigend auf unser gesamtes Nervensystem. Wenn du magst, visualisiere beim Atmen das namengebende Seegras und wie es sich mit jedem Atemzug sanft in den Wellen bewegt. Wer möchte, legt während der Übung ein Augenkissen auf.

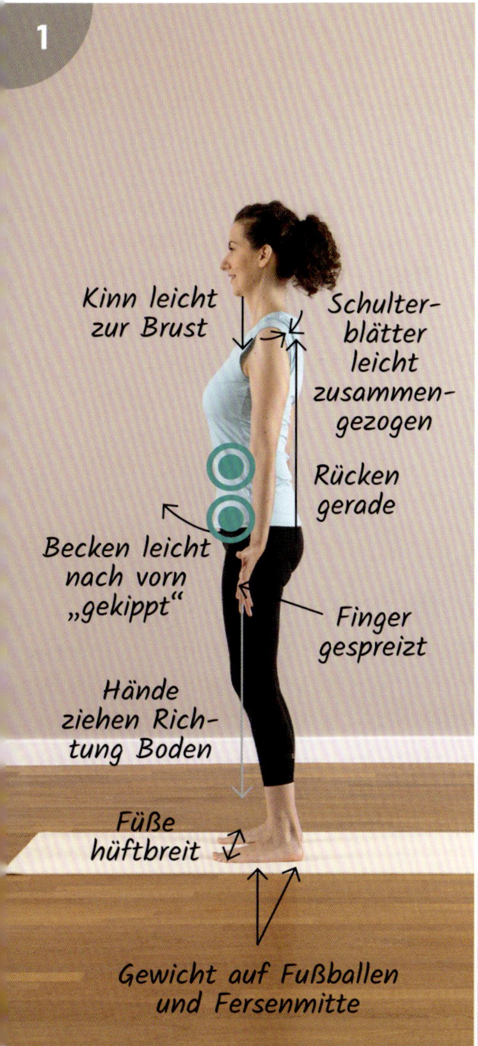

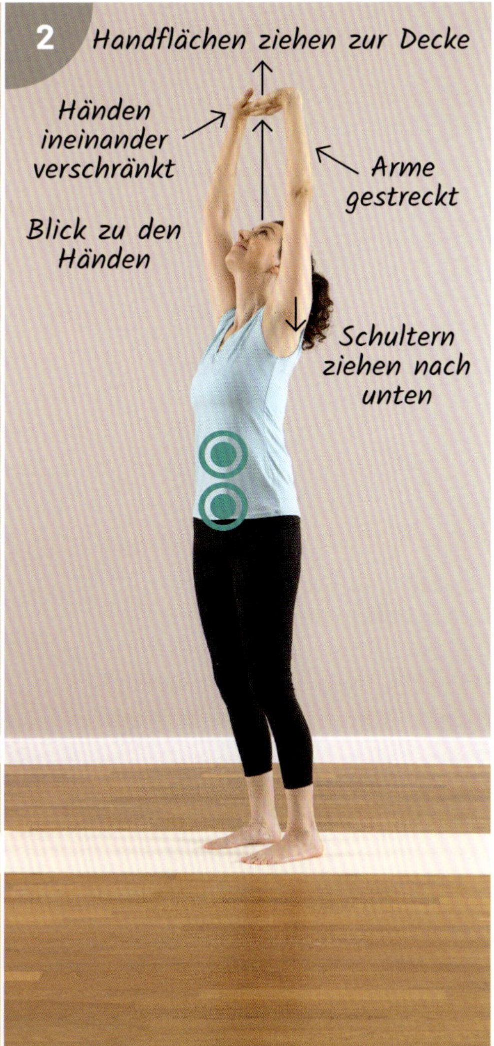

Berg mit verschränkten Händen

1. Komm in die Bergpose und nimm 10 bewusste tiefe Atemzüge. (Bild 1)
2. Führe deine Arme mit der nächsten Einatmung über seitlich parallel zueinander nach oben und verschränke ausatmend deine Finger ineinander, sodass deine verschränkten Handflächen Richtung Decke zeigen.
3. Dein Blick geht in Richtung deiner Finger oder gerade vor dich. Genieße diese Aufdehnung für 5–10 Atemzüge. (Bild 2)
4. Wenn du mehr magst, drehe abwechselnd deine Handflächen und Handrücken Richtung Decke und/oder komm – mit guter Körperspannung! – zusätzlich auf die Zehenspitzen.
5. Komm in deine Ausgangsposition zurück, schließe die Augen und spüre nach.

→ *Tipp:* Diese Übung mobilisiert und dehnt Handgelenke, Arme und Schultern und streckt den gesamten Körper. Sie ist daher auch als Einzelübung ideal geeignet als kurze Arbeitspause (nicht nur) für Vielsitzer.

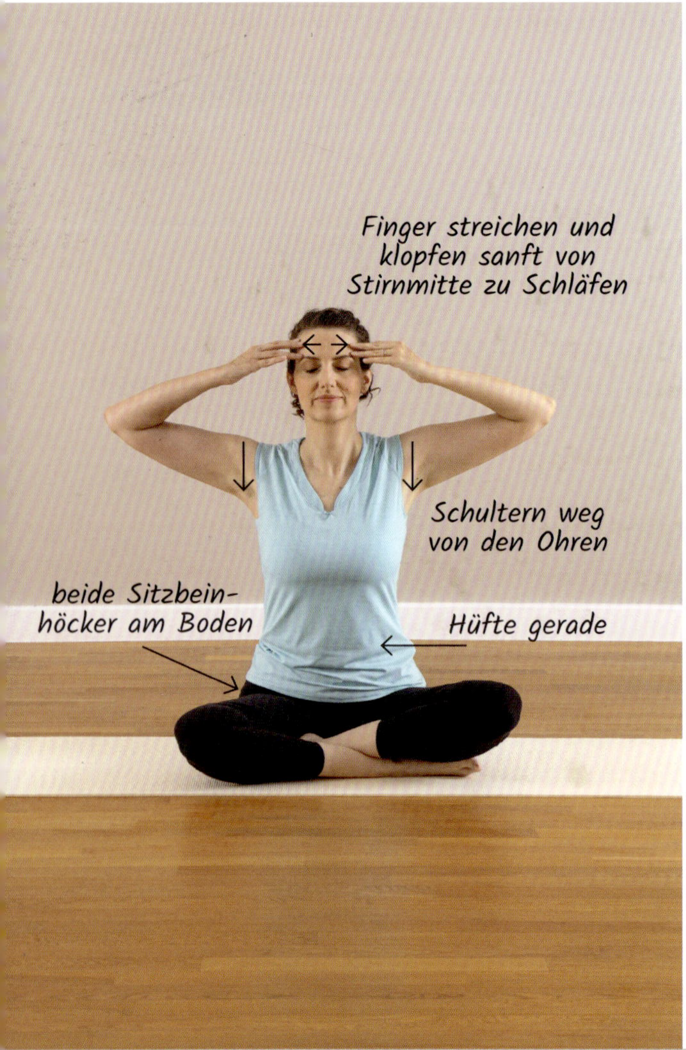

Flow bei Migräne

Ausstreichen & abklopfen

1. Komm in einen Schneidersitz. Alternativ liegen deine Fersen voreinander vor deinem Schambein.
2. Lege deine Hände auf deine Oberschenkel und schließe deine Augen.
3. Nimm einige tiefe Atemzüge, lass jede Anspannung los. Richte deinen Rücken mit jedem Atemzug noch etwas gerader auf.
4. Führe deine Fingerspitzen bei geschlossenen Augen an deine Stirn und streiche deine Kopfschmerzen von der Stirnmitte zu den Schläfen weg. (Bild)
5. Wiederhole ein Ausstreichen über den Augen, den Wangenknochen, den Ohrläppchen und dem Nacken für jeweils 3–5 Atemzüge.
6. Zusätzlich kannst du diese Übung auch mit leichten Klopfbewegungen deines Mittel-, Ringfingers und Daumens durchführen, wenn es sich für dich gut anfühlt.
7. Praktiziere diese Übung für 5–7 Minuten bei fließendem Atem.

→ *Tipp:* Bürotauglich: Du kannst die Übung auch einzeln zwischendurch auf deinem Schreibtischstuhl ausführen. Sitze dafür frei und mit geradem Rücken, beide Füße fest auf dem Boden.

Weiter geht's auf der nächsten Seite. ↗

Bei Migräne und starken Kopfschmerzen. *Migräne kann erblich bedingt sein, aber auch vor allem bei beginnender Freizeit und nachlassender beruflicher Anspannung auftreten. Neben ausreichenden Ruhephasen als Prävention können dir folgende entspannende, lösende Übungen helfen, um wieder zu innerem Ausgleich zu finden.*